VAINCRE ENFIN LA CELLULITE

Un programme actif contre les zones à problème

C'est naturel, c'est ma santé

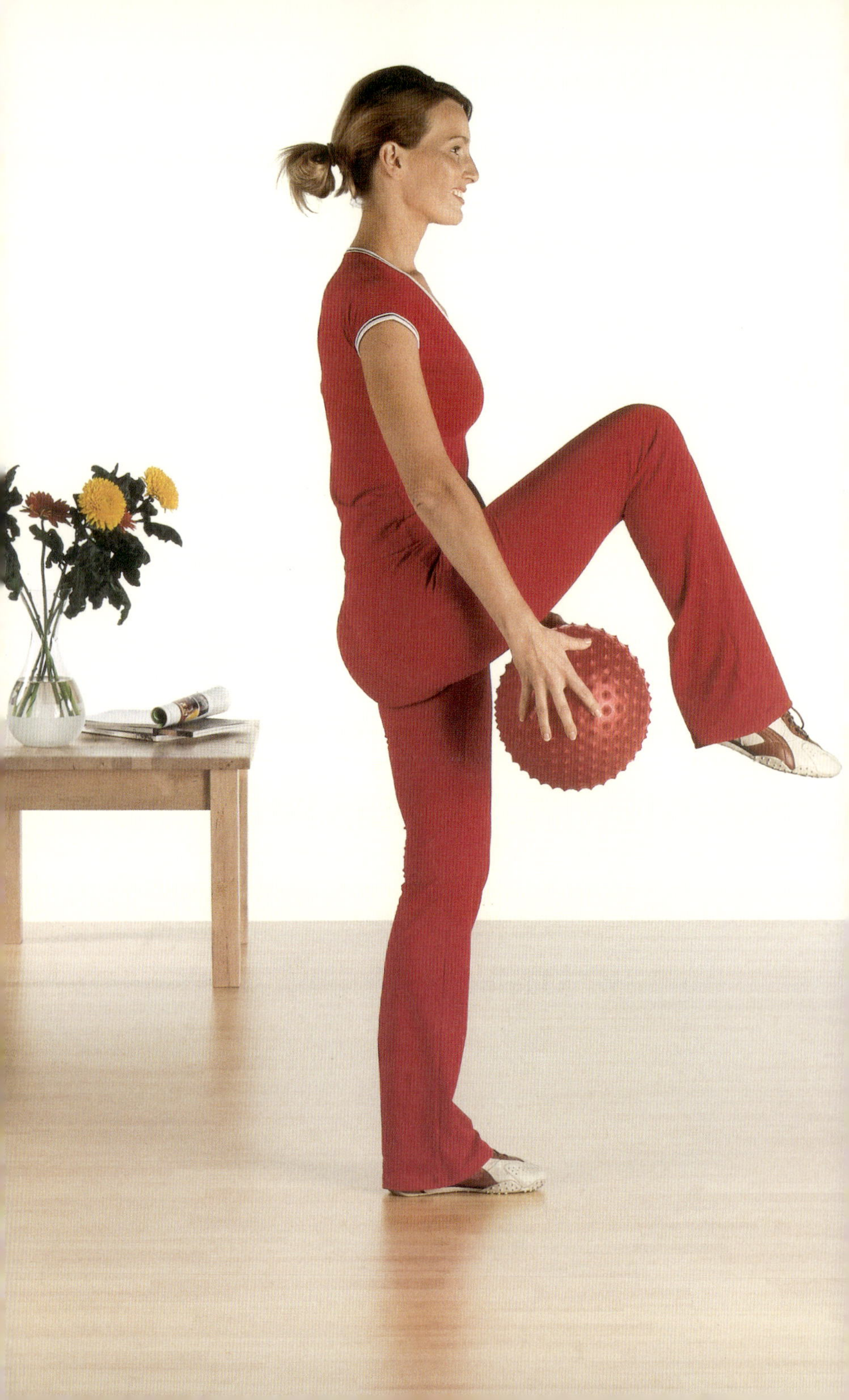

VAINCRE ENFIN LA CELLULITE

Un programme actif contre les zones à problème

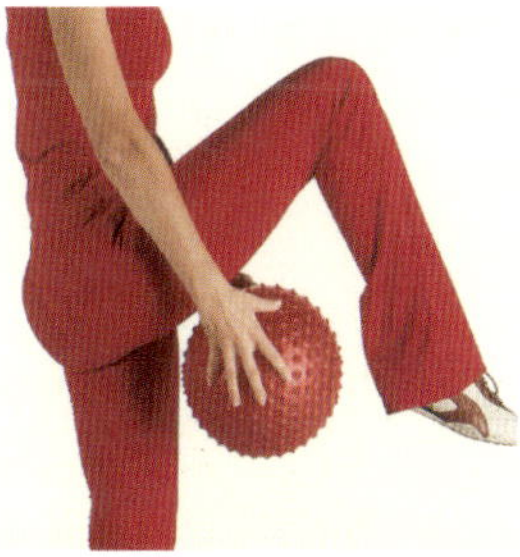

Heike Höfler

EDITIONS Alpen
Alpen Éditions
9, avenue Albert II
98000 Monaco

Heike Höfler est professeur de gymnastique et de sport. Elle a exercé pendant des années comme professeur de gymnastique à la clinique Waldeck de Bad Dürrheim et dirigé des séminaires et des cours de gymnastique respiratoire. L'auteur a publié de nombreux ouvrages avec des programmes d'exercices sur les thèmes de la grossesse et de la respiration.

Pour la présente Édition

9, avenue Albert II
MC - 98000 MONACO
***Tél. :** 00377 97 77 62 10*
***Fax :** 00377 97 77 62 11*

Direction :
Christophe Didierlaurent

Suivi éditorial :
Fabienne Desmarets

Titre de l'édition allemande originale :
Erfolgreich gegen cellulite

Traduction :
Christine Mignot

***Dépôt légal :** 2010*
ISBN13 : 978-2-35934-053-2

Imprimé en France
Imprimerie Baud,
Dépôt légal n°638 : 2010
Saint-Laurent-du-Var

imprimé sur du papier issu
de forêts gérées durablement

IMPRIM'VERT
Votre imprimeur agit pour l'environnement

Introduction

La cellulite (également connue sous le nom de "peau d'orange") caractérise des bosselures de la peau sur les zones dites "à problème", que sont les cuisses, les fesses, les hanches, le ventre et le haut des bras, ce qui est généralement ressenti comme très gênant par les personnes concernées. 80 % des femmes présentant pour la plupart un surpoids, certaines étant toutefois minces sont concernées par la cellulite, alors qu'elle ne touche que plus rarement les hommes. Ceci s'explique par la constitution différente de la peau masculine et féminine, ainsi que celle du tissu conjonctif :

- Les hormones féminines (œstrogènes) encouragent l'apparition de la cellulite, car elles détendent le tissu conjonctif et favorisent l'accumulation de graisse et d'eau dans le tissu.

- Le corps de la femme possède une plus grande part de tissu adipeux (23 à 27 %) que les hommes (12 à 18 %).

- Les cellules adipeuses féminines sont en mesure de stocker une quantité supérieure de graisse et de se gonfler plus fortement.

- Les filaments du tissu conjonctif sont verticaux chez la femme, alors que le tissu masculin est réticulé.

Dans cet ouvrage, vous apprendrez comment la cellulite apparaît et nous vous fournirons tous les éléments et informations importantes sur le sujet.

AVERTISSEMENT

Les informations contenues dans ce livre ne peuvent pas remplacer un avis autorisé. Avant toute automédication, consultez un médecin ou un pharmacien qualifié.

Un gros ballon de gymnastique est particulièrement utile pour les exercices de raffermissement.

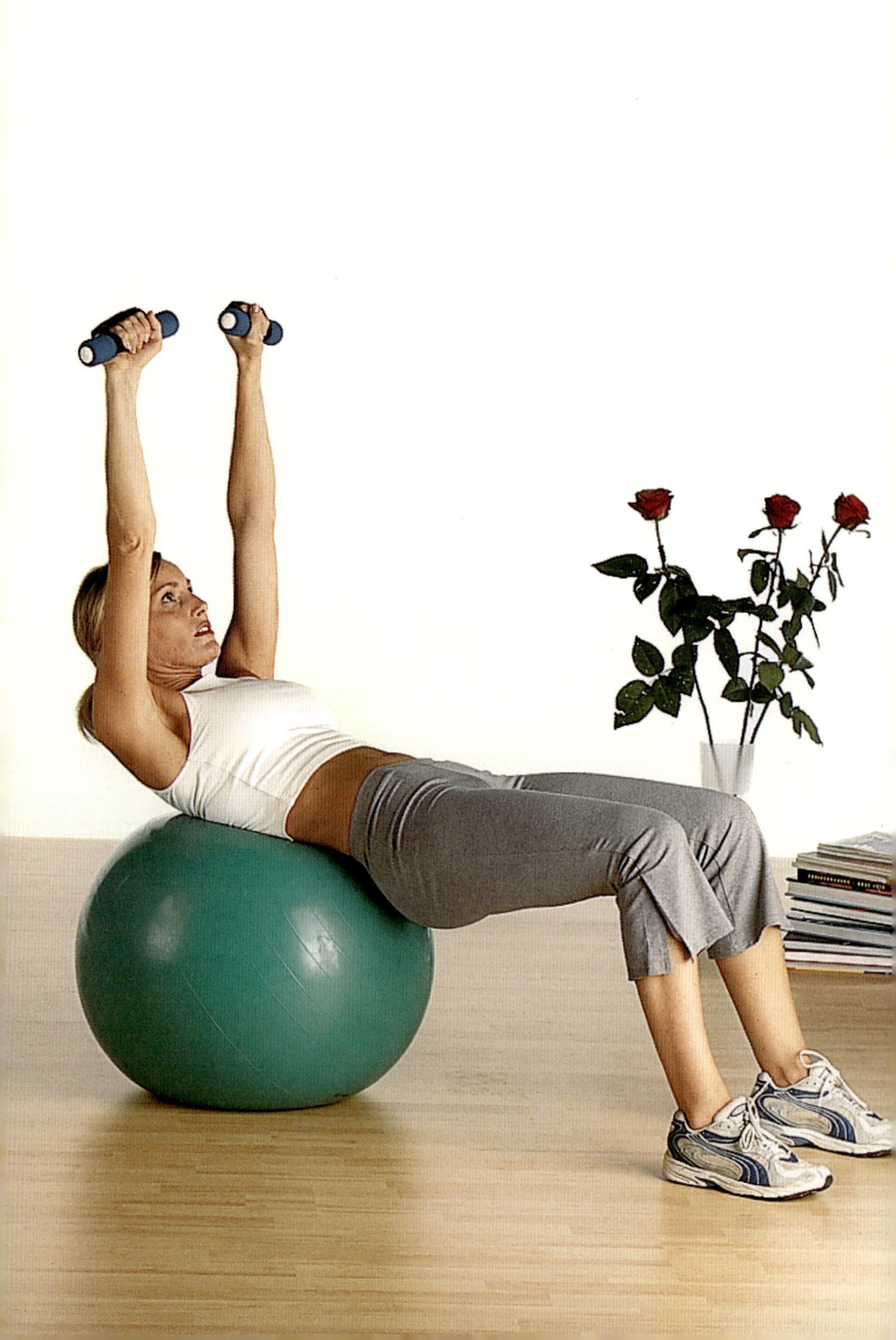

Je vous montrerai surtout comment vous pouvez éviter la cellulite et, si vous en avez déjà, comment lutter activement contre.
Le secret de la réussite réside avant tout dans une alimentation équilibrée et pauvre en graisse, beaucoup de mouvement, à travers des exercices efficaces visant directement les zones à problème. L'activité physique est essentielle pour s'attaquer aux coussinets adipeux et venir à bout de la peau d'orange. Le résultat sera d'autant plus rapide que vous effectuerez les exercices de gymnastique conseillés régulièrement.

Les exercices présentés dans cet ouvrage ont un effet important sur les muscles des zones touchées par la cellulite et permettent un lissage de la peau. Cet entraînement du métabolisme stimule, par ailleurs, d'une manière optimale l'irrigation sanguine et le flux lymphatique dans les zones les plus touchées ; la désintoxication et le nettoyage via le flux lymphatique, de même que le métabolisme adipeux, deviennent également plus efficaces.

TABLE DES MATIÈRES

QU'EST-CE QUE LA CELLULITE ?

Les cellules adipeuses : le siège du mal

La peau humaine se compose de trois couches l'épiderme, le derme et l'hypoderme, ou tissu adipeux de l'hypoderme.

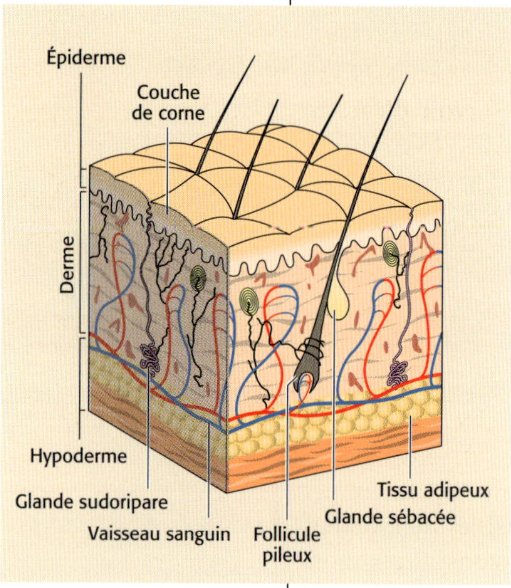

Lorsque la peau est saine, les filaments conjonctifs entourent les cellules adipeuses. De fins vaisseaux sanguins garantissent l'approvisionnement et l'évacuation des substances nutritives et déchets.

L'hypoderme

L'hypoderme se compose de tissu conjonctif lâche, dans lequel sont stockés des coussins adipeux. Des filaments conjonctifs solides entourent les groupes de cellules adipeuses et assurent leur cohésion.

Ils ont le rôle de bandes de retenue, reliant la peau avec les structures qui se trouvent en dessous il s'agit des fascias, nom donné à la membrane fibreuse qui enveloppe des groupes de muscles et certains organes.

L'accumulation lâche de grappes de graisse est baignée de liquide conjonctif et approvisionnée en substances nutritives et oxygène via de tout petits vaisseaux sanguins (les capillaires) ; les déchets sont acheminés de la même manière. Ce processus est gêné lorsque des cellules adipeuses gonflées refoulent le liquide conjonctif environnant, compriment les tout petits vaisseaux sanguins et perturbent ainsi l'irrigation sanguine, ainsi que l'activité de nettoyage via le flux lymphatique.

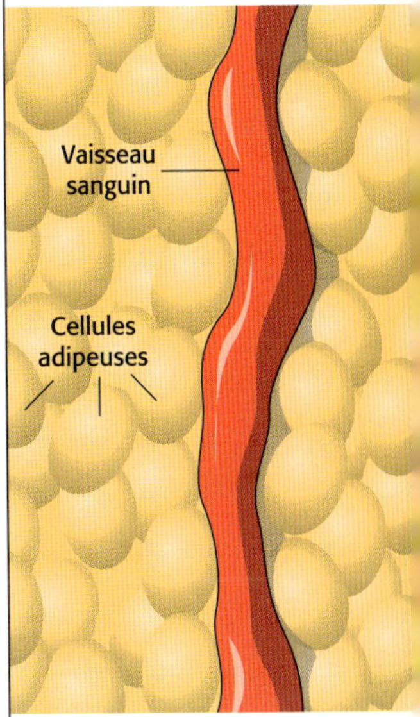

Les cellules adipeuses peuvent enfler et augmenter considérablement leur volume d'origine.

Le rôle du tissu adipeux de l'hypoderme

Le tissu adipeux de l'hypoderme sert de "grenier à énergie", ainsi que de rembourrage et d'isolant. Le corps y entrepose de l'énergie, des vitamines, de la graisse et de l'eau. Un tiers de la réserve d'eau de notre corps y est stocké, ce qui fait du tissu adipeux de l'hypoderme le plus grand réservoir d'eau de l'être humain. Les cellules adipeuses sont capables d'emmagasiner, non seulement de l'eau, mais aussi des substances graisseuses ; elles servent également de "super entrepôt" pour les déchets éliminés par le métabolisme. Si on fournit au corps plus de nourriture qu'il n'en consomme, ces substances nutritives sont entreposées, afin de pouvoir être facilement mobilisées en cas de faim ou de maladie. Le corps conserve la quasi-totalité de ses réserves énergétiques pour les "temps difficiles" dans les cellules adipeuses. Dans ce cas, les cellules adipeuses se gonflent pour former de grosses boules et déformer ainsi les membranes cellulaires. Les cellules adipeuses constituent alors "l'entrepôt final" dudit "dépôt graisseux", les substances nutritives brûlées n'étant pas comprises sous ce terme. Les cellules adipeuses (voir illustration ci-dessus) n'ont à vrai dire que la taille d'une tête d'épingle mais elles peuvent, en cas de suralimentation, voir leur volume d'origine multiplié par 200.

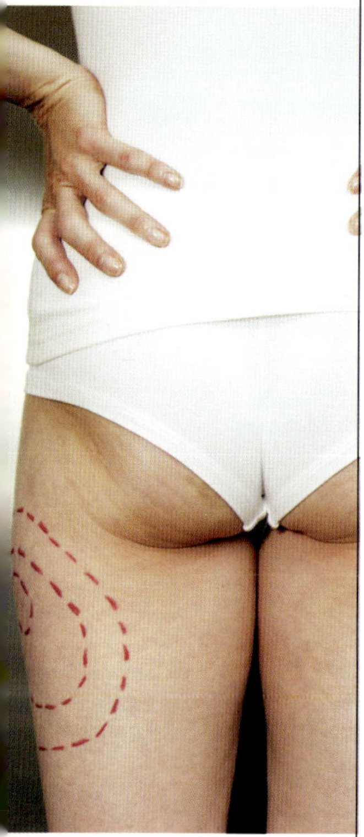

Encrassement et flux lymphatique

La cellulite est un trouble du métabolisme largement lié à l'encrassement du tissu. Nous pouvons nous représenter ce processus de la manière suivante : nos nombreuses cellules travaillent comme de minuscules usines extrêmement performantes. Sans discontinuer, elles se nourrissent, se réparent et se renouvellent. Au cours de ce métabolisme cellulaire permanent des substances nutritives sont brûlées à l'aide d'oxygène et transformées en énergie des sous-produits apparaissent sans cesse et peuvent pénétrer dans l'ensemble du corps les organes, les tissus, les cellules et les interstices cellulaires.

L'élimination des sous-produits

Tous ces sous-produits devraient normalement être éliminés via les organes prévus à cet effet (à savoir la peau, le foie, les reins, l'intestin). Si le métabolisme est lent et surtout en cas d'inertie chronique de l'intestin, les produits finaux du métabolisme et les substances nocives s'accumulent volontiers dans le tissu adipeux. Il faut ajouter à cela des dépôts contre les membranes cellulaires, qui gênent l'entrée des substances nutritives et de l'oxygène, ainsi que l'acheminement des déchets. Pour garantir un nettoyage optimal du corps et des tissus, toutes nos cellules sont baignées par le liquide lymphatique. Ce dernier accueille les liquides, les substances toxiques, les débris cellulaires et les impuretés cellulaires superflus et les transporte jusqu'aux ganglions lymphatiques, qui jouent le rôle de "stations filtrantes". Le liquide des interstices cellulaires est également renouvelé en permanence par le flux lymphatique ; ce liquide a pour les cellules la même importance que la terre pour une plante : si l'encrassement augmente, la cellule doit également vivre dans un environnement souillé. Et cette situation s'installe précisément lorsque le flux lymphatique se ralentit et que le liquide des tissus stagne.

Le tissu conjonctif masculin et féminin

L'épiderme et le derme de la femme sont plus fins que celui de l'homme et la part de tissu adipeux plus importante. Le tissu adipeux de la femme présente, en outre, une structure différente de celle du tissu de l'homme. Il faut ajouter à cela que les cellules adipeuses féminines stockent plus de graisse et peuvent grossir plus que celles de l'homme. L'œstrogène joue également un rôle essentiel dans la formation de cellulite, cette hormone féminine entraînant une formation accrue de graisse et un stockage d'eau plus important, surtout dans les hanches et les cuisses.

Des différences qui ont des conséquences

Les hormones féminines ne sont pas seulement responsables du stockage de la graisse et de l'eau. Elles détendent, par ailleurs, le tissu, de telle manière qu'il perd en élasticité et en fermeté. Une autre différence importante entre le tissu conjonctif féminin et masculin réside dans leur structure, c'est-à-dire l'organisation différente des filaments conjonctifs : ceux de l'homme sont réticulés, ou semblables à un grillage en ciseaux. Ils se croisent et s'appuient les uns les autres. Les filaments conjonctifs féminins se présentent, quant à eux, verticalement, du muscle jusqu'à la surface de la peau.

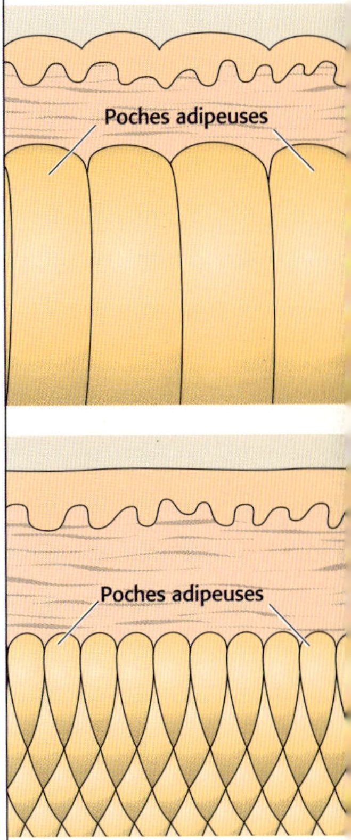

Les filaments conjonctifs féminins et masculins se développent tout à fait différemment : chez la femme, ils sont verticaux, tandis qu'ils sont réticulés chez l'homme.

Les différents stades de la cellulite

On distingue généralement trois stades de cellulite : la forme légère, la forme moyenne et la forme dure.

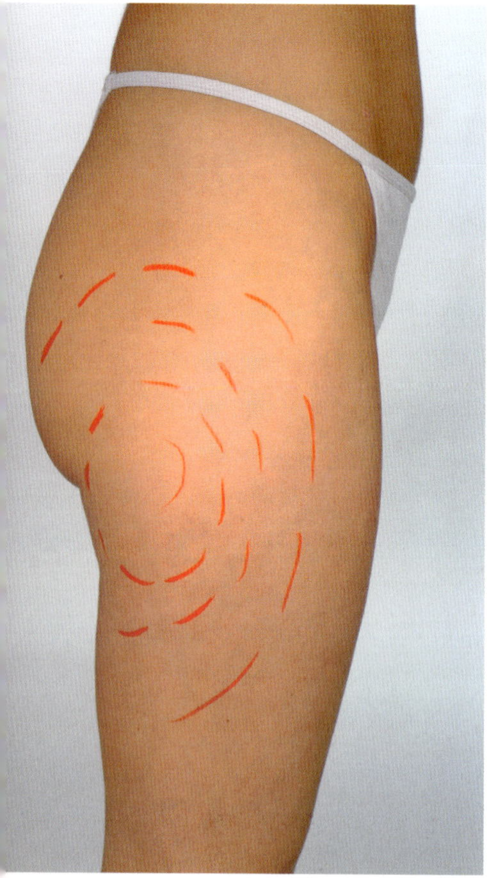

Voici les endroits où la cellulite se manifeste : sur les cuisses et les fesses, on aperçoit des bosselures.

La cellulite légère

Lorsque l'on pince la peau, un léger gonflement apparaît en surface, ainsi que des bosselures et des sillons nets (voir illustration ci-contre). Lorsque vous vous tenez debout, que vous marchez ou que vous vous allongez, on n'aperçoit toutefois aucune ou uniquement de très légères déformations. Les premiers signes de la cellulite se font généralement sentir sous la forme d'une sensation de lourdeur dans les jambes ou les pieds.

La cellulite moyenne

On aperçoit déjà les bosselures et les sillons lorsque vous vous tenez debout, sur les cuisses, les hanches et les fesses. La peau réagit très sensiblement dans les zones concernées et des douleurs sont également ressenties à la pression. La douleur disparaît toutefois lorsque vous vous asseyez ou que vous vous allongez.

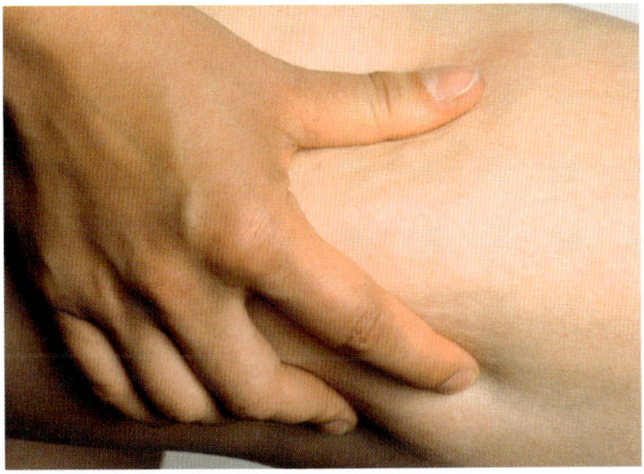

Au stade initial, on ne voit la cellulite que si l'on pince la peau.

La cellulite dure

On peut voir les déformations de la peau, que vous soyez debout, assis ou couché. Vous vous sentez raide et sans souplesse. Le tissu conjonctif est lâche, mou, et mal irrigué. Dans les parties du corps concernées, vous éprouvez souvent un sentiment de tension désagréable. Vos jambes, et parfois aussi vos bras, sont lourds.

Les causes de la cellulite

Comme nous l'avons déjà évoqué dans les pages précédentes, divers facteurs jouent un rôle dans la formation de la cellulite. Il y en a sur lesquels nous ne pouvons avoir aucune influence, mais il est, en revanche, possible d'en maîtriser certains grâce à un style de vie réfléchi.

Une prédisposition génétique

La principale cause de la cellulite réside dans une prédisposition génétique qui se traduit par un tissu conjonctif faible. Si tel est votre cas, il est particulièrement important d'opter dès que possible pour une alimentation équilibrée et de pratiquer une activité physique suffisante. Des exercices de raffermissement musculaire visant les principales zones sujettes à la cellulite doivent être pratiqués régulièrement et souvent.

Les œstrogènes

Les hormones féminines, que l'on appelle œstrogènes, favorisent la cellulite, car elles détendent le tissu conjonctif et encouragent le stockage d'eau et de graisse ; ce processus concerne surtout les hanches et les cuisses. L'absorption de la pilule contraceptive surtout pendant de nombreuses années a également un effet négatif sur la structure du tissu conjonctif et peut par là même favoriser la cellulite. On note, enfin, un dernier effet négatif de cette hormone : l'apparition de vergetures sur les jambes.

Le surpoids

Il y a surpoids lorsque les calories absorbées sont plus importantes que celles qui sont consommées. Les calories dont le corps n'a pas besoin sur le moment sont stockées sous forme de "dépôt graisseux" pour les temps difficiles. Ceci peut naturellement provoquer un surpoids et un gonflement maximal des cellules adipeuses. Si le tissu conjonctif est faible, les cellules adipeuses dépassent le tissu conjonctif et les bosselures et bombements caractéristiques de la cellulite apparaissent alors à la surface de la peau.

Les mauvaises habitudes alimentaires

Une mauvaise alimentation joue également un rôle dans la formation de la cellulite : trop de viande, trop de graisses animales ainsi que trop de sucre et de sel ajouté constituent les conditions idéales pour la cellulite, car les substances superflues se déposent dans les zones à problème, faisant office de grenier à graisse et de réserve d'urgence.

L'équilibre acido-basique

La fatigue, l'absence de stimulation, les problèmes d'estomac, la peau pâle et la peau d'orange signifient généralement que l'équilibre acides-bases n'est plus atteint dans le corps. Cet équilibre est pourtant nécessaire pour que les cellules exercent au mieux leur fonction et que les acides et les poisons puissent être neutralisés et éliminés.
De mauvaises habitudes alimentaires perturbent l'équilibre acido-basique et engendrent une suracidité de l'organisme. Il est préférable de mettre fin à cette suracidité, tandis qu'elle est encore à son stade initiale, son élimination étant beaucoup plus difficile ultérieurement. Il est ainsi important que le corps dispose d'une quantité suffisamment importante de substances nutritives basiques, ces dernières devant permettre d'éliminer les acides. Si les bases ne sont pas suffisantes, des matières formant les bases telles que le calcium sont alors extraites des substances propres au corps (telles que les os et les dents).

Sens et non-sens des régimes

Les régimes sont souvent considérés comme des stratégies efficaces contre la cellulite. Celui qui s'intéresse de plus près au sujet en vient toutefois rapidement à la conclusion qu'il s'agit précisément du contraire : les régimes peuvent, en effet, provoquer l'apparition ou l'accélération de la cellulite. Si l'on essaie de lutter contre les coussinets adipeux par des régimes stricts, c'est au contraire l'effet inverse que l'on provoque.

Le fameux "effet yoyo"

Dès que nous recommençons à manger normalement, notre corps essaye de reremplir les cellules adipeuses aussi vite que possible. Ce remplissage ne nécessite souvent que la moitié du temps requis pour le régime précédent, le métabolisme basal étant inférieur en "période de régime" ou "d'urgence " et cela, le corps le retient également pour la prochaine fois. À partir de ce moment, nous devons lutter contre le célèbre "effet yoyo" : comme notre corps a maintenant appris à se débrouiller avec une énergie moindre, nous continuons quand même à prendre du poids alors que vous mangeons la même quantité de nourriture.

LES STRATÉGIES ANTICELLULITE

L'importance des muscles

Celle qui veut lutter efficacement contre la cellulite doit veiller à bouger beaucoup. Il est particulièrement important d'effectuer régulièrement des exercices anticellulite, tels ceux décrits dans cet ouvrage pour les zones les plus concernées par le problème de la cellulite. Si vous ne bougez pas suffisamment, il est en effet impossible de renforcer vos muscles, de tendre le tissu et d'éliminer la graisse superflue. Seul un entraînement d'endurance associé à de la musculation peuvent permettre de vider les "greniers à graisse" que le corps remplit pour les temps difficiles.

La constitution du tissu musculaire implique une consommation accrue d'énergie, car la musculature est le tissu de notre corps qui participe le plus activement au métabolisme. Nous pouvons nous représenter nos muscles comme de minuscules incinérateurs dans lesquels de la graisse est brûlée en permanence. Si les muscles sont entraînés régulièrement, les filaments musculaires grossissent également. Les formes du corps sont alors plus tendues et la graisse brûlée plus importante. Même au repos, même lorsque vous dormez, les muscles entraînés brûlent plus de graisse que ceux qui ne le sont pas.

La respiration

Lorsque vous bougez et que vous raffermissez vos muscles, il est important d'avoir la respiration qui convient. Une respiration calme et superficielle n'oxygène pas suffisamment le corps et n'assure pas un nettoyage adéquat des cellules du corps. D'où le rôle essentiel d'une respiration profonde dans le combat anticellulite.
Les exercices respiratoires permettent, d'abord, une meilleure oxygénation des cellules et du tissu conjonctif. De plus, le flux lymphatique, qui assure la collecte des "ordures" du corps, est par là même stimulé efficacement.

Les muscles du ventre

Parmi les muscles du ventre on distingue les droits, les obliques et les transverses. Ces trois groupes de muscles sont disposés en trois couches superposées. Ils nous permettent de fléchir le tronc, de pivoter sur le côté ou de nous pencher. Lorsque le tronc est, par exemple, soulevé à partir de la position horizontale, les muscles du ventre sont alors bien entraînés. Les muscles du ventre sont, en outre, très importants pour notre posture : ils empêchent une courbure excessive de la colonne vertébrale et stabilisent les vertèbres lombaires. Lorsque tous les muscles du ventre se contractent en même temps, le ventre est comprimé. Ce mouvement musculaire a un effet stabilisateur et décongestionnant sur les lombaires et agit contre la cellulite et l'accumulation de graisse dans cette zone.

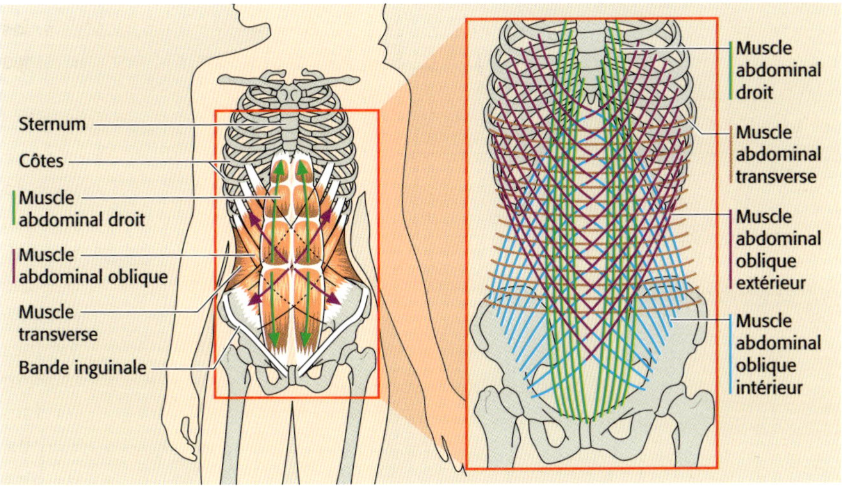

Les groupes de muscles droits, obliques et transverses se chargent de la mobilité et du bon maintien de la zone abdominale.

Les muscles des cuisses

Les muscles des cuisses peuvent être raffermis de tous les côté avant et arrière, ainsi qu'intérieur et extérieur, la peau les recouvrant étant ainsi également tendue. Les groupes de muscles suivants sont importants :

- Pour l'avant de la jambe, le muscle des cuisses à quatre têtes, autrement appelé M. quadriceps femoris. Il fléchit l'articulation de la hanche et étire celle du genou. Il 'agit du muscle le plus grand et le plus fort du corps humain.
- Son rival, à l'arrière de la jambe, ou M. biceps femoris, est trois fois plus faible. Il fléchit la jambe et étire l'articulation de la hanche. Il est, par exemple, très sollicité lorsque vous faites du vélo.
- Les contours de l'extérieur et de l'intérieur des jambes sont définis par les adducteurs et les abducteurs.

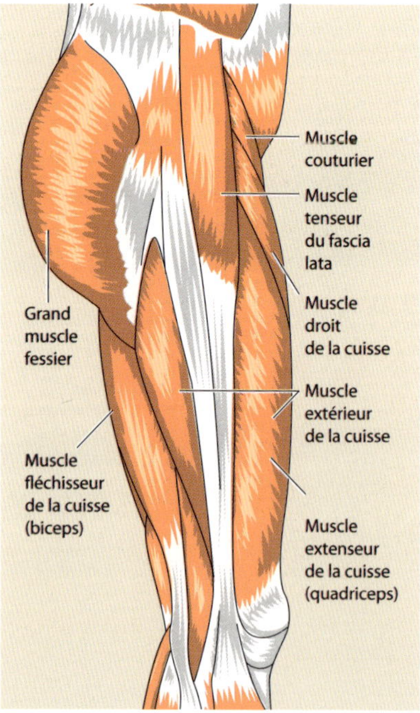

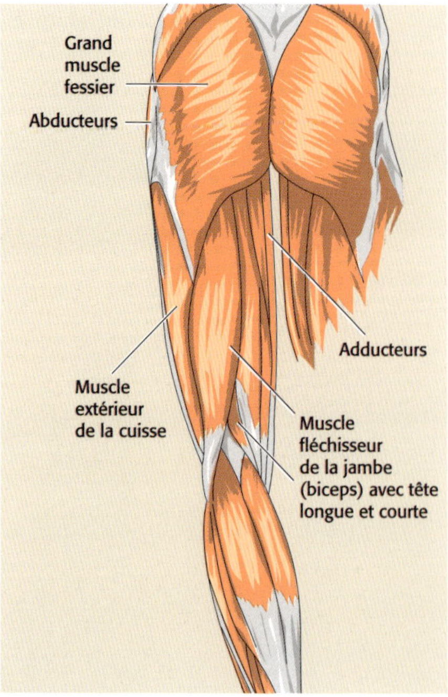

Les groupes de muscles des cuisses et des fesses, vus de côté et de derrière.

Les muscles du haut des bras

Le dos des bras est le plus concerné par la cellulite. On y trouve le triceps, le muscle qui fléchit le coude, rival du biceps. Au quotidien, on utilise beaucoup plus souvent le biceps que le triceps. Par ailleurs, le biceps est par nature plus fort (le rapport de force entre le muscle fléchisseur et le muscle extenseur est de 5 contre 3), c'est pourquoi il est intéressant d'entraîner et de renforcer avant tout le muscle extenseur. On le sollicite surtout lorsque l'on s'appuie à l'aide des bras, par exemple pour se lever d'un fauteuil profond, ou que l'on exerce une pression vers le haut alors que l'on se trouve en appui avant.

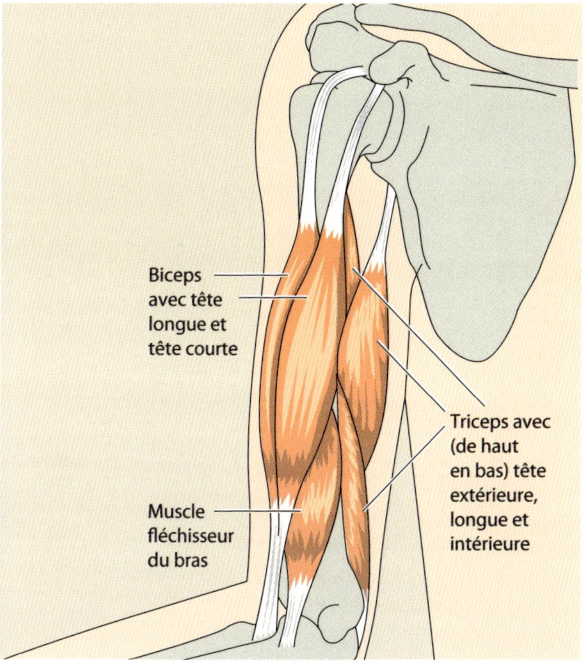

Les muscles arrière du bras sont particulièrement touchés par la cellulite.

Mettre fin au surpoids

Des cellules adipeuses gonflées au maximum engendrent de la cellulite, d'où l'importance de mettre fin au surpoids. Pour cela, il s'agit d'abord d'augmenter la consommation d'énergie, c'est-à-dire de bouger plus. Il est bien sûr également nécessaire de surveiller de près son comportement alimentaire.

Notre poids dépend, certes, d'une part de nos prédispositions génétiques, mais nous pouvons toutefois exercer une influence importante sur ce dernier en surveillant notre apport en calories et notre consommation de calories. D'une manière générale, nous apportons aujourd'hui à notre corps plus de calories qu'il ne peut en consommer. Veillez donc à réduire l'apport en calories et diminuez la part des graisses dans votre alimentation. Adoptez une alimentation saine et équilibrée.

Une alimentation saine

L'alimentation joue un rôle décisif dans le combat anticellulite et dans sa prévention. Vous devez surtout veiller à assurer un rapport équilibré entre les substances nutritives et les substances de lest. Consommez le sel, le sucre et l'alcool avec beaucoup de parcimonie et optez plutôt pour les fruits, les légumes et les produits complets.

Plus d'hydrates de carbone complexes

Pour résumer, nous pouvons dire que la quantité d'énergie que nous apportons à notre corps devrait se composer de quelque 55 à 60 % d'hydrates de carbone. Il existe toutefois des différentes décisives à l'intérieur de ce groupe de substances nutritives : il est nécessaire de renoncer largement aux produits à base de farine

Le Riz

Il permet une évacuation par rinçage et un nettoyage du tissu. Les pommes de terre sont également utiles pour évacuer par rinçage et contiennent, en outre, beaucoup de vitamines C, qui ont pour effet de renforcer le tissu conjonctif.

blanche et au sucre et de leur préférer les hydrates de carbone complexes à base de fruits, de légumes et de produits complets, ces derniers ne faisant augmenter que lentement et régulièrement le taux de sucre dans le sang. En mangeant ainsi, vous absorbez également en quantité des substances de lest, si bien que vous devez en avaler des quantités énormes, avant qu'elles ne soient transformées en graisse. Les hydrates de carbone étant presque entièrement utilisés par le corps (il ne reste que l'eau et le dioxyde de carbone que l'on peut éliminer sans problème), aucune substance nocive ne se dépose dans le tissu, ce qui évite la formation de cellulite.

Plus d'acides gras insaturés

Les matières grasses ne devraient représenter que 25 à 30 % de votre alimentation et comporter, de plus, essentiellement des acides gras insaturés. On les trouve principalement dans les produits végétariens, tels que les produits complets, les huiles végétales, les légumes et les fruits. Les produits animaux se caractérisent, au contraire, par un excédent d'acides gras saturés.

Attention à l'albumine

L'albumine constitue le troisième fournisseur d'énergie par ordre d'importance, après les hydrates de carbone et les graisses. On dit que la consommation quotidienne d'albumine devrait représenter à peu près 1 gramme par kilo du poids du corps, soit 15 à 20 % de l'alimentation. On trouve de grandes quantités d'albumine animale dans la viande maigre, la volaille, le poisson, les œufs et les produits laitiers. Si vous absorbez trop de protéines, l'apport d'acides gras saturés est alors trop important, comme nous l'avons déjà évoqué précédemment, ce qui peut engendrer du cholestérol.

Les produits désintoxicants

- les fruits frais de saison,
- les légumes frais, comme les courgettes, les tomates, les concombres, l'ail, la salade verte, les carottes,
- les céréales concassées, le riz complet, le millet,
- le lactate de la choucroute ou des légumes fermentés,
- les huiles de pression à froid,
- la graisse végétale pure et le jaune d'œuf,
- le lait de tofu, de soja, le lait frais et le babeurre, le kéfir, le petit-lait, les yaourts
- les infusions non parfumées, les jus de fruits frais.

Des massages à la brosse et des automassages

Quelle que soit la technique utilisée, les massages ont toujours un effet positif et sont donc utiles dans le combat anticellulite. Une fois les cellules adipeuses initialement gonflées rendues plus petites ou éliminées grâce à une alimentation saine et une activité physique accrue, vous pouvez pratiquer des massages manuels ou vous aider d'une brosse sèche pour tendre la peau et le tissu conjonctif, ce qui stimulera la microcirculation et améliorera le flux lymphatique. La désintoxication du tissu est également stimulée et accélérée et le métabolisme de la peau activé.

Le massage peut tout simplement être fait à mains nues ou à la brosse pas trop dure, si possible une brosse en poils naturels.

Vous pouvez prêter une attention particulière à la zone de peau située entre le genou et la taille. Massez-la à mains nues avec de longs effleurements ou des mouvements circulaires, ou encore utilisez une brosse. Brossez le ventre en exécutant des mouvements en forme de spirale et en traçant toujours un cercle autour du nombril dans le sens des aiguilles d'une montre. Il en est de même pour le massage à mains nues. Les hanches peuvent aussi être massées à l'aide de mouvements circulaires. Les brosses à poils de soie se prêtent particulièrement bien à ce type de massage, de même que les luffas (éponges végétales) ou les produits de massage en fibres naturelles brutes, tels que le chanvre ou le sisal.
Le brossage doit toujours être agréable, seule une légère rougeur apparaissant à la surface de la peau. Il est préférable de réaliser les massages à la brosse le matin,

Attention

Commencez toujours le massage loin du cœur, puis progressez vers le cœur, par exemple en partant du pied et en allant vers l'aine, ou en partant de la main et en allant vers l'épaule et les aisselles.

La règle de base est la suivante : il ne faut stimuler la peau par un jet froid que si elle est déjà chaude.

car la circulation sanguine s'en trouve par là même stimulée. Il est absolument nécessaire d'éviter les zones de peau enflammées ou variqueuses. Ce type de massage doit être régulier, et si possible quotidien. Consacrez-y 5 minutes par jour.

Le massage pincer-rouler

Il s'agit, avec le massage-caresse et le massage à la brosse, d'un autre massage très efficace. Saisissez un renflement de peau entre les doigts et le pouce, soulevez un peu, puis relâchez-le. Cette technique de massage est particulièrement bien adaptée à la zone des cuisses et des hanches, ainsi qu'au ventre.

Le massage tambour

Cette forme de massage est aussi agréable : elle consiste à tapoter également en progressant vers le cœur ou en exécutant de grands mouvements circulaires la peau avec le creux des mains.

Des douches chaudes et des douches froides

Prenez tous les matins une douche chaude et une douche froide. Vous stimulerez ainsi d'une manière optimale le métabolisme, l'irrigation sanguine de la peau et le flux lymphatique dès le début de la journée. Comme pour le massage, il s'agit de commencer loin du cœur, puis de progresser vers le milieu du corps. Commencez par un jet chaud, puis poursuivez par un jet froid que vous laisserez pendant quelques secondes sur la peau. Exécutez des mouvements circulaires sur les fesses et les hanches.

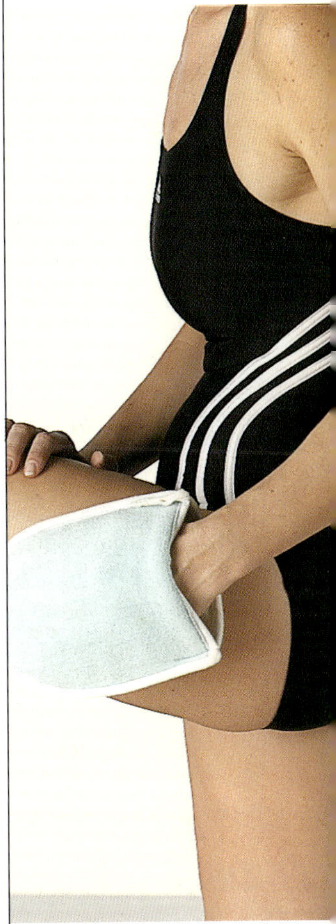

Un léger massage à la brosse permet d'améliorer l'irrigation sanguine.

LUTTER ACTIVEMENT CONTRE LA CELLULITE

Dans la partie pratique de cet ouvrage, je vous présenterai les exercices les plus efficaces pour traiter les zones particulièrement touchées par la cellulite, à savoir les bras, le ventre, les fesses et les cuisses. Vous pouvez obtenir le maximum de résultats si vous entraînez l'ensemble de ces zones tous les jours, ou au moins trois à quatre fois par semaine. Ceci fonctionne au mieux avec les programmes associés, que je vous présenterai en partie dans les pages qui suivent.
Ces exercices combinés permettent de tendre le tissu des zones atteintes de cellulite, tout en affermissant et stabilisant parallèlement le reste du corps. Quelques semaines suffisent pour que vous constatiez des résultats.
Leur effet sur l'ensemble du corps concerne même les douleurs dorsales et les problèmes de posture, de nombreux exercices faisant travailler automatiquement les muscles du dos.
Je tiens à insister sur le fait que les exercices n'entraînent aucun déséquilibre musculaire, mais permettent, au contraire, d'atteindre une certaine harmonie musculaire, signe de bonne santé physique, et donne au corps un aspect charmant, de belles formes et une peau bien tendue.
Pour y parvenir, il est important d'adopter une position de départ correcte et de conserver cette position durant l'ensemble des exercices, ainsi que de veiller à garder une respiration profonde et régulière qui oxygène suffisamment le corps et ses cellules.

L'intérêt des exercices d'étirement

Les exercices d'étirement pratiqués en début et en fin de programme, parfois aussi pour détendre les muscles en cours de programme, sont particulièrement importants. Bien que la plupart des exercices des différents programmes visent un raffermissement, j'ai choisi d'y intercaler des exercices d'étirement et de terminer chaque programme d'exercice par un exercice d'étirement relaxant, de manière à éviter les tensions musculaires et à conserver un tissu musculaire élastique, ainsi qu'un tissu conjonctif décongestionné. Si vous le souhaitez, vous pouvez naturellement toujours intercaler un exercice d'étirement. Pour entraîner une certaine zone en particulier, telle que les cuisses, vous pouvez choisir un exercice spécifique dans l'un des programmes et le répéter plus souvent que les autres.

Les points importants lors des exercices

- Échauffez-vous durant 3 à 8 minutes avant chaque programme d'exercices.
- Intercalez des exercices d'étirement avant, après, et même entre les exercices des programmes. Chaque étirement doit être maintenu durant 10 à 30 secondes, avant de vous détendre.
- Ne bloquez jamais votre respiration : continuez à respirer naturellement durant les exercices, ou expirez lors de la contraction, puis inspirez au moment du relâchement.
- Effectuez les exercices lentement, en vous concentrant et en vous contrôlant, en évitant absolument les à-coups ! Veillez à vous tenir bien droit durant tous les exercices. Pour les exercices de raffermissement (notamment du ventre), notez que le périnée est toujours contracté en premier.
- Répétez chaque exercice 4 à 6 fois, voire plus ultérieurement. Allez-y petit à petit.
- Les phases de contraction doivent au début durer de 6 à 10 secondes, plus par la suite. Après chaque contraction, vous devez vous relâcher brièvement, afin que le muscle puisse se régénérer.
- Pour les exercices en position couchée sur le dos, il est souvent plus agréable de placer un petit coussin sous la tête.

Comment bien respirer

Avant que vous n'abordiez activement les programmes d'exercices anticellulite proprement dits, j'aimerais insister sur l'importance d'adopter la respiration adéquate pour les exercices, mais aussi au quotidien.

La respiration naturelle, non bloquée, ainsi que des exercices respiratoires ciblés permettent d'obtenir le maximum d'efficacité des exercices visant à brûler les graisses, ainsi qu'à raffermir et étirer les muscles.

La respiration : un fournisseur de carburant...

La plupart des individus ont aujourd'hui oublié comment respirer profondément. Ils respirent vite, précipitamment et d'une manière hachée et font partir leur respiration de haut tout cela représentant une forme de respiration très peu économique, la respiration ne pouvant alors plus assumer pleinement sa fonction nettoyante, vitale et curative. Respirer signifie, physiologiquement parlant, rien de plus que faire le plein d'oxygène et rejeter le dioxyde de carbone. Ce processus se poursuit dans la plus petite des cellules. Ce n'est que lorsque les cellules reçoivent un apport suffisant d'oxygène, qu'elles peuvent fonctionner correctement, se régénérer et se renouveler.

Dans chacune des cellules de notre corps, des processus de métabolisme ont lieu constamment, c'est-à-dire que des substances nutritives (albumine, hydrates de carbone, graisses) sont brûlées en permanence à l'aide de l'oxygène absorbé en respirant. Cet oxygène permet d'utiliser et de brûler les substances nutritives de l'alimentation et de les transformer ainsi en énergie. Mais la combustion des graisses ne peut toutefois fonctionner d'une manière optimale que si l'oxygène est disponible en quantité suffisante, ce dernier faisant office de "carburant".

Si l'oxygène fait défaut, tout l'organisme travail au ralenti, les propriétés liquides du sang se modifient ralentissent dans le cas présent et les performances du métabolisme s'en trouvent amoindries. Ceci entraîne un encrassement temporaire, un vieillissement, un manque d'énergie et une perte de vitalité.

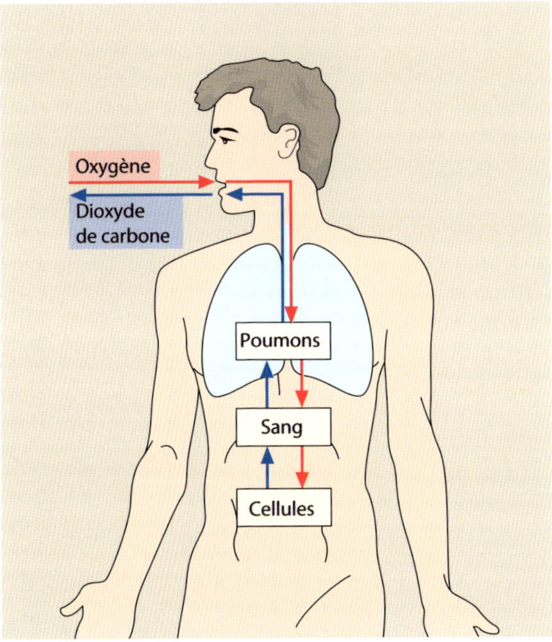

Le rôle primordial de la respiration dans l'échange de gaz : l'oxygène est inspiré, tandis que le dioxyde de carbone est expiré.

... et un préposé à l'élimination des déchets

Les processus de combustion des graisses engendrent naturellement aussi des déchets, dans le cas présent du dioxyde de carbone, qui représente en quantité le plus grand poison du corps. L'adulte au repos inspire et expire 16 à 18 fois par minute, ce qui représente 23000 inspirations et expirations par jour. Les poumons peuvent contenir jusqu'à 6 litres d'air, 1 à 1,5 litre devant être disponible en permanence pour qu'ils ne se dégonflent pas. Si vous respirez superficiellement, vous n'absorbez que 0,2 au lieu de 0,5 litre d'air ; si vous pratiquez une activité physique ou que vous vous trouvez dans un état de relaxation ou de méditation, vous absorbez alors plus d'oxygène. Un sportif peut, par exemple, inspirer et rejeter 3 à 4 litres d'air par respiration. Les poumons sont ainsi véritablement assaillis d'oxygène. Les exercices respiratoires et de mouvement permettent de mieux oxygéner chacune des cellules de notre corps.

Respiration et combustion des graisses

Au rôle essentiel joué par la respiration en matière de désacidification et de désintoxication en tant que transporteur des produits finis du métabolisme cellulaire, il faut ajouter son effet stimulant sur le flux lymphatique une arme importante dans le combat anticellulite.
Contrairement à la circulation sanguine pour laquelle le cœur fait fonction de moteur, le flux lymphatique ne dispose pas d'un mécanisme de pompe qui lui soit propre, pour le mettre et le maintenir en mouvement. Il n'est maintenu en train que par les contractions des muscles et l'effet d'aspiration de la respiration.

Le diaphragme, le muscle respiratoire le plus important, est particulièrement important en tant que "pompe lymphatique". Cette dernière fonctionne surtout bien lorsque vous respirez profondément et, au contraire, très mal si votre respiration est superficielle. Le flux lymphatique devient ensuite très lent et cela engendre des "bouchons" dans le liquide intercellulaire et le tissu, favorisant alors la cellulite dans les hanches et les cuisses.

Seule une respiration profonde libère suffisamment de déchets et de substances toxiques et contribue ainsi largement au nettoyage de nos cellules et du tissu.

Il s'agit avant tout de l'effet d'aspiration des poumons qui permet de vider les vaisseaux lymphatiques, ainsi que les veines. Lors de l'inspiration, les vaisseaux lymphatiques se dilatent dans la cage thoracique, tandis qu'ils sont comprimés dans la zone abdominale. Le processus est inversé lors de l'expiration.
Lorsque la cage thoracique et les vaisseaux lymphatiques s'élargissent, le liquide lymphatique est aspiré par le bas. Lorsque les vaisseaux de la zone abdominale sont comprimés, le liquide lymphatique progresse vers le haut. La lymphe est donc passive, uniquement stimulée par les changements de pression dans la cage thoracique et la zone abdominale. Là, elle est absorbée par les grands vaisseaux lymphatiques, puis rejoint le système veineux.

Que se passe-t-il lorsque l'on respire ?

Lorsque l'on inspire, l'air rentre par le nez (où il est légèrement chauffé, mouillé et purifié), ou la bouche (qui ne remplit qu'insuffisamment les fonctions du nez), puis descend la trachée respiratoire jusqu'aux poumons.

Dans les deux poumons, on trouve 300 à 400 millions de vésicules pulmonaires, entourées d'un fin réseau de vaisseaux sanguins. C'est là qu'a lieu l'échange des gaz, là que l'oxygène est donné au sang et que le dioxyde de carbone lui est retiré. Les globules rouges qui ont donné le dioxyde de carbone prennent l'oxygène frais et l'acheminent vers chacune des cellules qui en a besoin pour gagner de l'énergie ("respiration intérieure"). Les processus de combustion engendrent du dioxyde de carbone, ensuite de nouveau transporté par les globules rouges vers les poumons. Là, le sang est nettoyé de ce gaz toxique. Un nettoyage suffisant ne peut toutefois avoir lieu que si ceci est d'une importance capitale l'on expire profondément. Ce n'est que lorsqu'une grande quantité de l'air consommé est expirée que suffisamment de place est disponible pour l'air frais et l'oxygène.

Seule une expiration profonde permet d'évacuer l'air consommé en dehors des poumons.

Werner Zimmermann soulignait que : "L'essoufflement ne naît jamais d'un manque d'oxygène (inspiration), mais toujours d'un excédent de gaz carbonique (mauvaise expiration). "Lorsque le gaz carbonique n'est expiré que d'une manière incomplète, les globules rouges se contractent, collent et obstruent les fins vaisseaux capillaires des organes. Ceci augmente la pression sanguine et chaque organe voir alors sa propre puissance s'amoindrir.

Voici comment bien respirer

Le diaphragme, le plus important des muscles respiratoires et la plus importante pompe lymphatique, est essentiel pour la respiration profonde et assure, en outre, un fantastique massage du cœur et de tous les organes digestifs.

• **L'inspiration**

Lorsque l'on inspire, la cage thoracique s'élargit, les poumons en font autant, permettant l'aspiration de l'air. Lorsque tous les muscles respiratoires participent, le diaphragme s'abaisse et les muscles intercostaux se raccourcissent, de telle sorte que la cage thoracique peut s'étirer vers le bas, l'avant et sur le côté. Si la respiration du diaphragme est mauvaise, les poumons ne sont alors pas bien oxygénés dans leur partie inférieure (la plus lointaine).

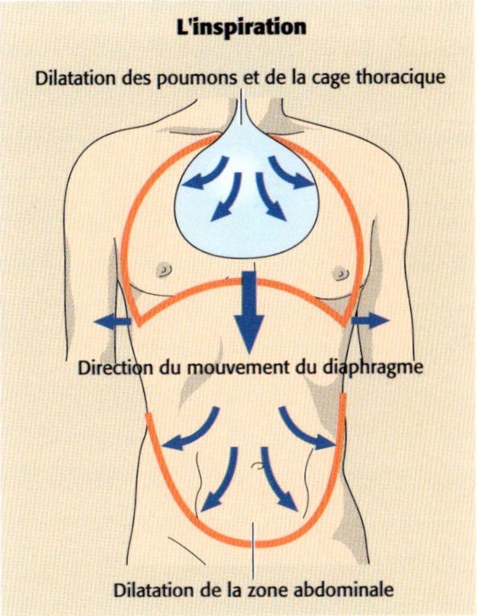

• **L'expiration**

L'expiration est, en revanche, un processus plutôt passif, réalisé via le fléchissement et le relâchement des muscles respiratoires :
le diaphragme s'élève plus haut encore, tandis que la cage thoracique retrouve son état de repos de l'expiration. Les poumons accompagnent à chaque fois le mouvement de la cage thoracique, leur propre élasticité leur permettant de s'adapter aux parois de la cage thoracique.

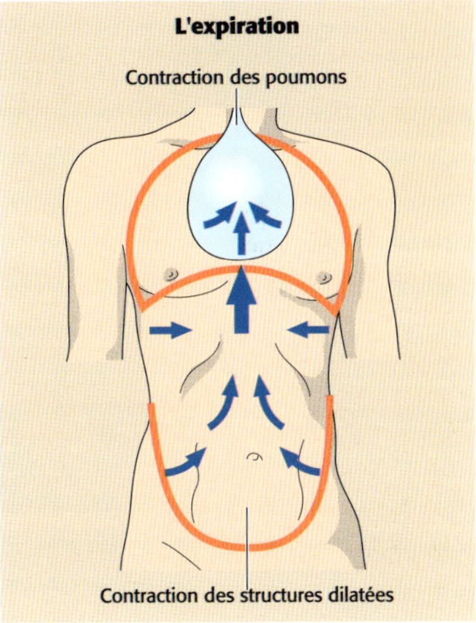

L'inspiration : Lors de l'inspiration, le diaphragme s'abaisse vers le bassin. L'espace disponible dans la cage thoracique est alors plus important et la pression qui en résulte permet à l'air d'affluer.

L'expiration : Lors de l'expiration, le diaphragme se détend et se soulève de nouveau. L'excès de pression entraîne l'air vers l'extérieur.

Le programme d'exercices respiratoires

Exercice fondamental de respiration par le diaphragme

Commençons par un principe qui vaut pour tous les exercices respiratoires, ainsi que pour d'autres exercices :

- Inspirez toujours par le nez et expirez lentement par la bouche, si possible les lèvres serrées, la bouche en cœur laissant l'air s'échapper doucement.
- Exercez-vous d'abord à la respiration profonde du diaphragme en position couchée. Vous pouvez ensuite déplacer tout le poids du corps vers le bas. La respiration est alors plus facile et plus détendue.

1er exercice

Respiration abdominale profonde.

- Allongez-vous sur le dos et soulevez les jambes ou étendez-les mais en plaçant une couverture roulée sur elle-même sous vos genoux.
- Posez les deux mains sur le bas-ventre et prenez conscience de la respiration sous vos mains. Inspirez lentement par le nez et sentez comme votre ventre se soulève.
- Expirez ensuite lentement par la bouche en cœur et sentez alors votre ventre redescendre. Concentrez-vous entièrement sur cette respiration abdominale profonde et gardez vos épaules lourdes et détendues.

Variante :
Une fois que vous avez pratiqué cet exercice en position allongée, essayez également de vous concentrer sur la respiration profonde en position assise, puis debout.

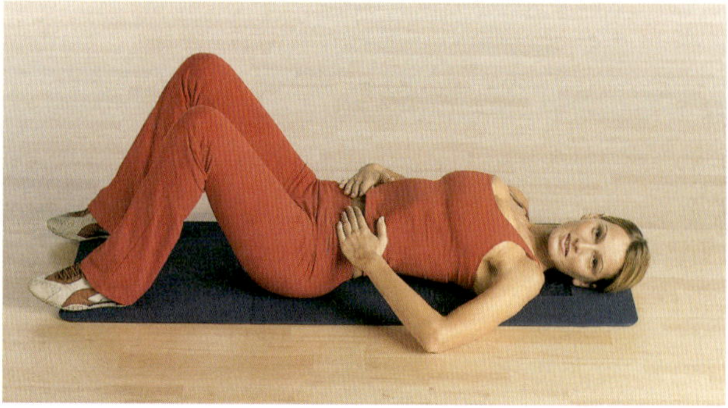

2e exercice

Exercice de respiration complète ou exercice d'étirement respiratoire en position debout.

- Tenez-vous fermement debout sur le sol, les jambes légèrement écartées. Levez les deux bras sur le côté en inspirant, jusqu'à pointer presque verticalement vers le haut. Les coudes demeurent légèrement pliés.
- Orientez les deux paumes de main vers le plafond. Expirez ensuite lentement par la bouche, baissez les bras et enroulez le haut de votre corps tout doucement, vertèbre par vertèbre, vers l'avant et le bas. Les genoux demeurent légèrement fléchis.
- Pour finir, laissez tomber lourdement les bras et la tête et attendez jusqu'à ce que l'air consommé se soit échappé des poumons.
- Sur l'inspiration, déroulez lentement votre corps et tendez les bras vers le haut, comme précédemment.

Répétez l'exercice 4 à 6 fois, puis respirez calmement.

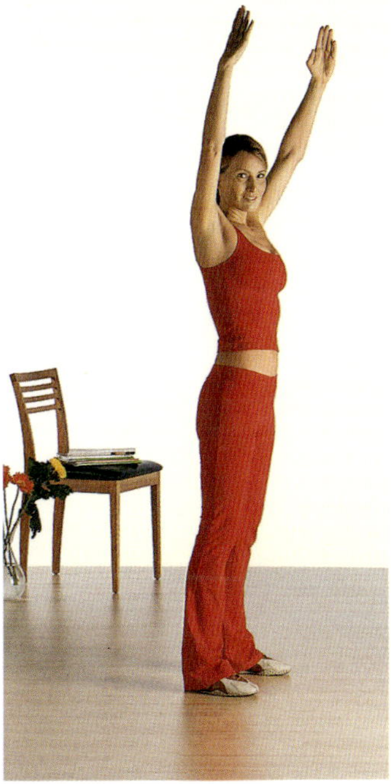

3e exercice

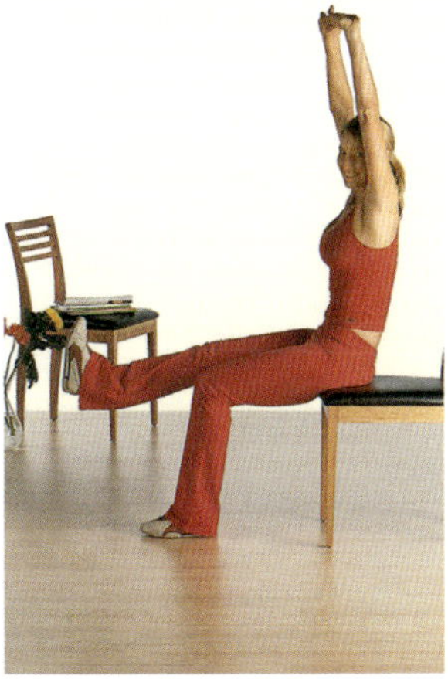

Exercice respiratoire en position assise sur une chaise.

- Asseyez-vous bien droit sur le tiers avant d'une chaise. Les genoux sont ouverts d'une largeur de hanches et les pieds plaqués au sol.
- Levez les deux bras vers le haut, croisez les mains et poussez les paumes de main aussi loin que possible en direction du plafond. Tendez en même temps la jambe droite vers l'avant ; pendant ce temps, respirez par le nez.
- Descendez ensuite les bras et tirez votre genou droit vers le ventre à l'aide des deux mains ; pendant ce temps, respirez lentement par la bouche.
- Changez de jambe et effectuez le même mouvement.

Cet exercice réalisé avec le genou tiré favorise l'expiration.

4e exercice

Exercice respiratoire, qui soulage également la colonne vertébrale.

- Mettez-vous à quatre pattes, en appui sur les mains et les genoux. Les jambes et les cuisses doivent former un angle droit, les mains étant placées sous les épaules. Veillez à maintenir votre colonne vertébrale bien droite jusqu'à la tête ; le menton pointe vers le bas. Inspirez dans cette position.
- Arrondissez ensuite la colonne vertébrale et rentrez un peu la tête, tout en expirant.

Pour soutenir l'expiration, vous pouvez également rentrer un peu le ventre. Détendez-vous de nouveau lors de l'inspiration.

Variante :

Effectuez cet exercice en inversant le mouvement :

- Inspirez en faisant le dos rond, expirez lorsque votre dos est droit.

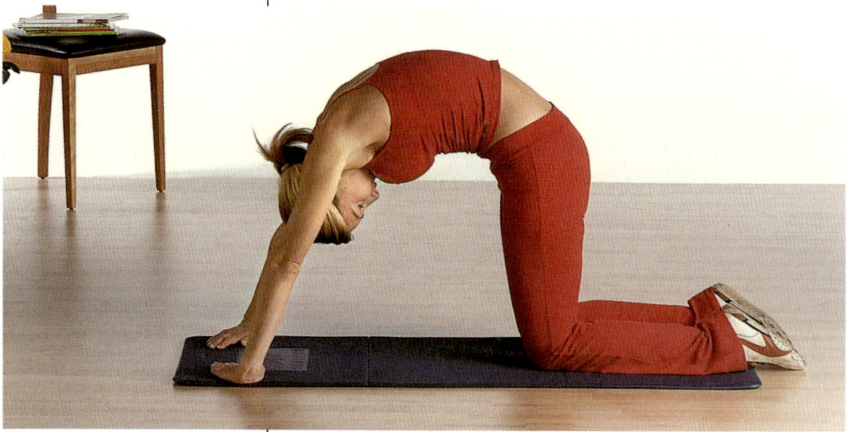

5e exercice

Exercice d'étirement et de respiration profonde en position allongée.

- Allongez-vous sur le dos, jambes tendues, et étirez les bras loin vers l'arrière. Étirez-vous jusqu'aux pointes de pieds et au bout des doigts. Inspirez lentement par le nez en gardant cette position, puis expirez au moins 4 à 6 fois par la bouche. Concentrez-vous uniquement sur votre respiration et imaginez qu'elle atteint chacune de vos cellules, jusqu'à vos pointes de pieds et au bout de vos doigts.
- Lorsque vous expirez, laissez au contraire tout se vider de nouveau.
- Allongez-vous ensuite confortablement, soulevez les jambes et respirez calmement.

Variante 1 :
Inspirez dans la position décrite ci-dessus, puis tirez alternativement le genou droit et le genou gauche vers le ventre en vous aidant des mains, tout en expirant.

Variante 2 :
Inspirez dans la position décrite précédemment, puis tirez les deux genoux vers le ventre, tout en expirant.

Variante 3 :
Abandonnez la position précédente et amenez avec la main droite le genou gauche contre votre ventre, tout en expirant. Répétez ensuite le même mouvement de l'autre côté.

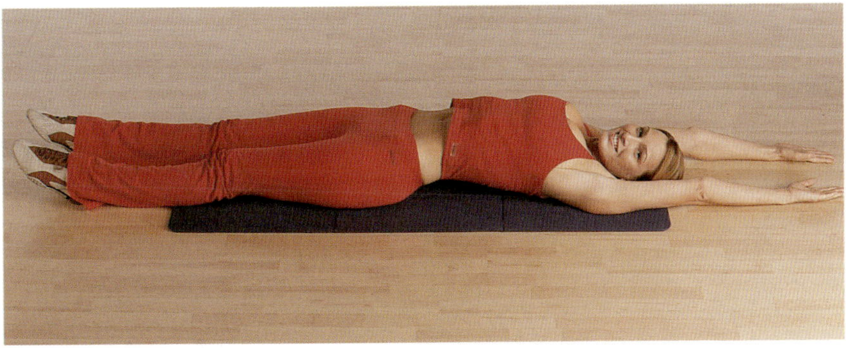

PROGRAMMES D'EXERCICES CONTRE LA CELLULITE

Programme d'exercices 1 : Zone visée, le ventre

Ce programme d'exercices vise avant tout votre ventre. Pour raffermir cette zone, pratiquez régulièrement le programme d'exercices qui suit.

1er exercice

Pour stimuler le métabolisme et muscler le ventre.
• Allongez-vous sur le dos et posez les bras près du corps.
• Tirez les deux genoux vers le ventre.
• Pédalez maintenant avec les jambes, en alternant mouvements rapides et lents. Respirez régulièrement.

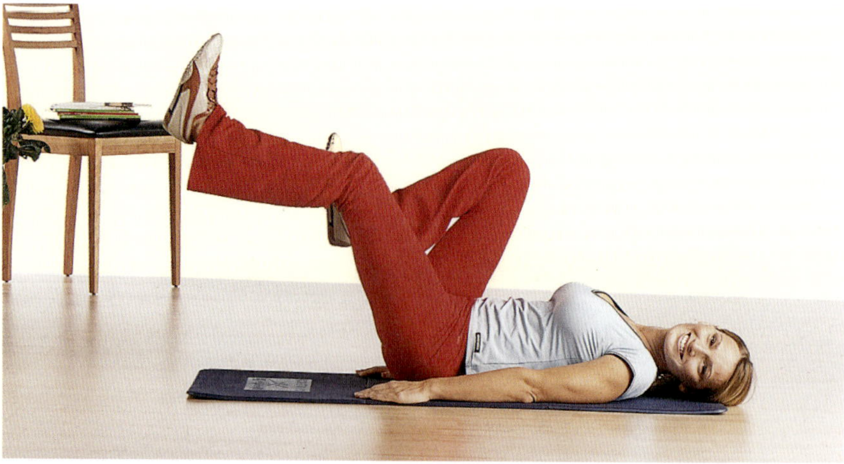

Les muscles du ventre constituent, en outre, d'importants muscles de soutien, dont le renforcement importe pour remédier aux problèmes rénaux.

2e exercice

Pour stimuler le métabolisme et les muscles obliques du ventre.

• Même position de départ que pour le premier exercice, avec les deux mains croisées derrière la tête.

• Soulevez maintenant lentement la tête et les mains, le regard étant orienté vers le plafond : évitez d'enrouler les vertèbres cervicales et gardez-les dans le prolongement de la colonne vertébrale.

• Tirez ensuite les genoux vers le ventre, comme indiqué ci-dessus, et pédalez : d'abord vers l'avant, puis vers la droite et la gauche, et enfin vers l'arrière.

• Veillez à conserver une respiration détendue et à pointer les coudes vers l'extérieur pendant tout le temps du mouvement.

• Poursuivez l'exercice durant 1 à 3 minutes, puis détendez-vous un peu.

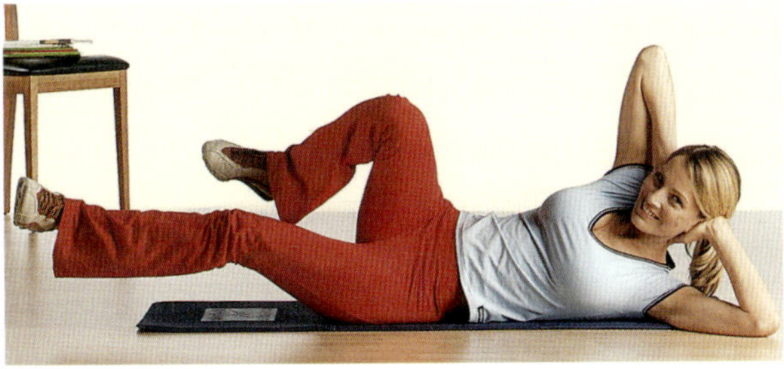

3e exercice

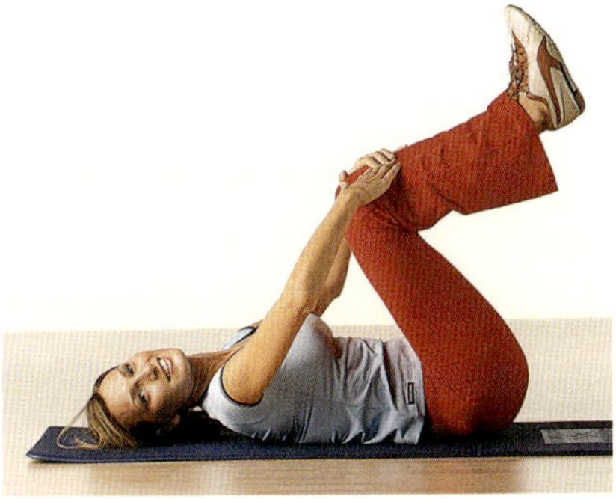

Les muscles profonds du ventre.

• Allongez-vous sur le sol et levez les deux jambes.

• Tirez maintenant les deux genoux en direction du ventre, de telle sorte que vos jambes se trouvent parallèles au-dessus du sol ; les pieds sont fléchis au niveau de l'articulation.

• Posez ensuite les deux mains sur les genoux et exercez un mouvement de résistance.

• Tirez maintenant le genou droit contre la main droite vers le haut en direction du plafond et maintenant la tension durant 6 à 10 secondes. La moitié droite du bassin se soulève alors légèrement du sol vers l'avant.

• Décontractez-vous pendant quelques instants et procédez de même avec l'autre jambe. Répétez l'exercice 3 à 5 fois, puis reposez-vous.

• Pour finir, exercez les deux genoux en même temps. Les fesses se soulèvent alors légèrement du sol.

4e exercice

Étirement des muscles abdominaux.

Après les derniers exercices destinés à renforcer les muscles du ventre, ci-dessous un exercice d'étirement très important pour la zone abdominale.

- Allongez-vous sur le dos comme pour l'exercice précédent et soulevez les jambes.
- Les bras sont allongés à côté du corps, les mains étant aussi parfois croisées sous la tête.
- Soulevez ensuite le bassin et maintenez l'étirement durant 10 à 30 secondes.

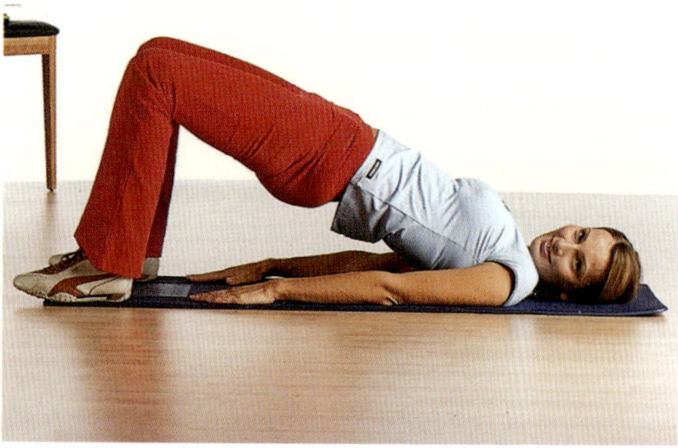

Cet exercice permet également de renforcer les muscles des cuisses. Inspirez par le ventre et toujours plus lentement et plus profondément.

5e exercice

Renforcement des muscles abdominaux.

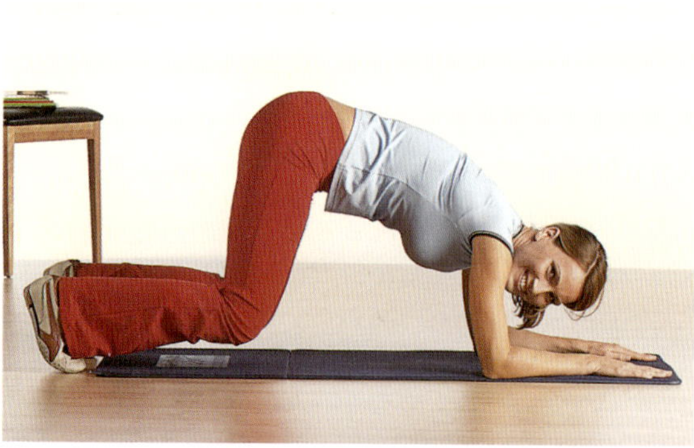

N'oubliez pas de garder une respiration fluide ou d'expirez durant l'effort.

- Appuyez-vous sur les avant-bras, ou plus exactement sur les genoux et les avant-bras. Les coudes se trouvent sous les articulations des épaules, les genoux en dessous ou légèrement en arrière des articulations de la hanche.
- Soulevez les pieds, les pointes de pied restant au sol, puis soulevez les genoux de 10 cm du sol environ. Vous sentez alors

une tension dans l'ensemble des muscles du haut de votre corps, et plus particulièrement dans la zone abdominale.

• Veillez à garder le dos bien droit et la tête dans le prolongement de la colonne vertébrale.

• Maintenez la tension dans cette position durant 6 à 10 secondes, puis descendez les genoux et détendez-vous un peu.

6e exercice

Muscles du ventre et des cuisses.

Cet exercice est une variante du précédent ; nous adoptons la même position de départ que précédemment.

Variante 1 :

Abandonnez la position décrite ci-dessus (les genoux sont légèrement soulevés) et levez alternativement le pied droit et le pied gauche. Maintenez la tension dans le tronc et le ventre.

Variante 2 :

Abandonnez la position décrite ci-dessus et étirez alternativement la jambe droite et la jambe gauche vers l'arrière, en tirant la pointe de pied.

Variante 3 :

Abandonnez la position décrite ci-dessus et tirez alternativement le genou droit sous le ventre en direction du coude gauche et le genou gauche en direction du coude droit.

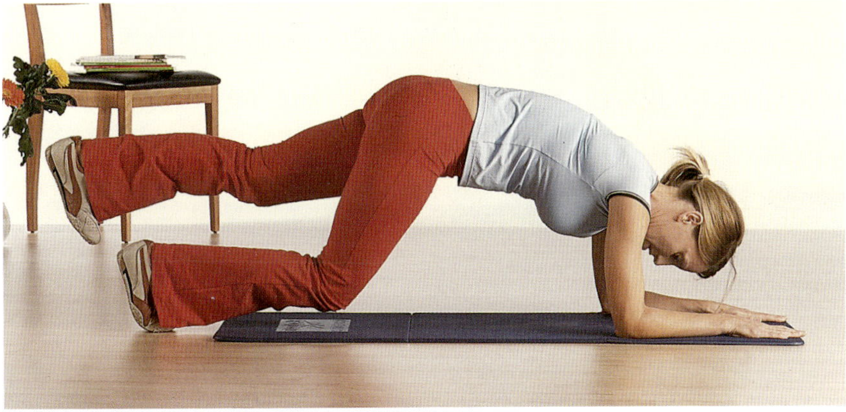

7e exercice

Muscles obliques du ventre.

- Allongez-vous sur le dos et soulevez les deux jambes.
- Croisez les mains sous la tête et posez le talon gauche sur le genou droit, en veillant à ce que le genou gauche pointe vers l'extérieur.
- Soulevez maintenant un peu la tête et le haut du corps, la tête étant légèrement soutenue par les mains.
- Faites ensuite pivoter un peu le haut du corps vers la gauche, le coude droit pointant vers le genou gauche. Contractez d'abord les muscles du périnée, puis basculez plusieurs fois avec le coude droit en direction du genou gauche. Répétez ensuite le mouvement avec l'autre côté.

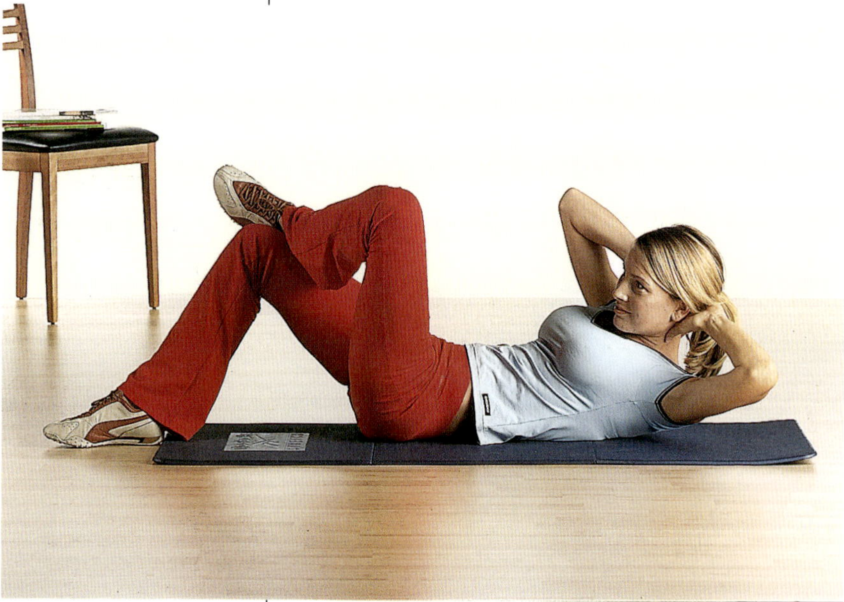

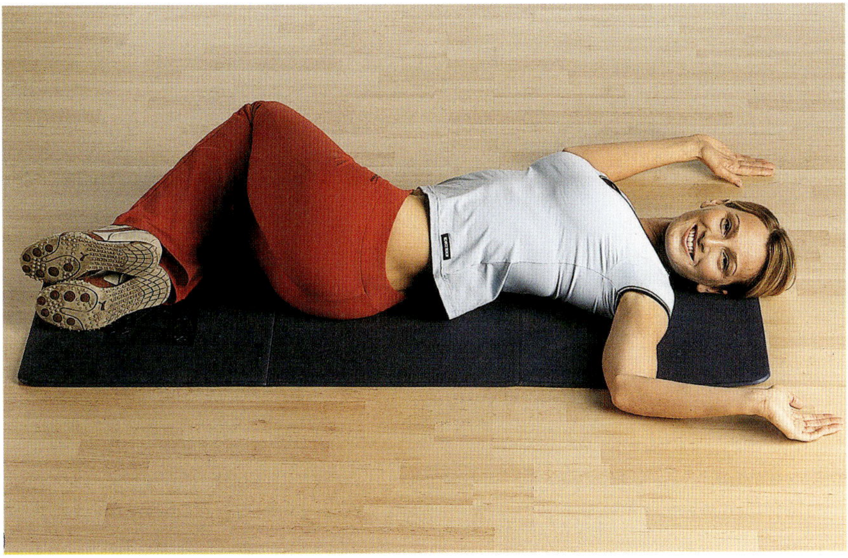

8e exercice

Étirement des muscles abdominaux.

- Allongez-vous confortablement sur le dos ; soulevez les deux jambes. Les bras sont placés près du corps.
- Expirez lentement, déplacez les genoux vers la droite et demeurez 30 secondes environ dans cette position. Respirez d'une manière détendue, vous sentez la tension du ventre et du tronc.
- Soulevez ensuite les genoux et sur l'expiration, posez-les au sol de l'autre côté. Maintenez l'étirement durant 30 secondes au moins, tout en continuant à respirer calmement.
- Redressez ensuite les jambes et profitez des multiples bienfaits de l'exercice.

Variante :

Pour cet exercice, vous pouvez aussi croiser les mains sous la nuque si vous trouvez la position plus confortable ainsi.

Programme d'exercices 2 : Zone visée, les cuisses

Ce programme d'exercices s'intéresse plus particulièrement aux cuisses. Grâce à ce programme, vous pourrez renforcer l'extérieur, l'intérieur, l'avant et l'arrière des cuisses et les affermir. Les différents exercices de ce programme permettre également de combattre la fameuse "culotte de cheval". Ils permettent, en outre, de stabiliser les articulations des hanches et des genoux.

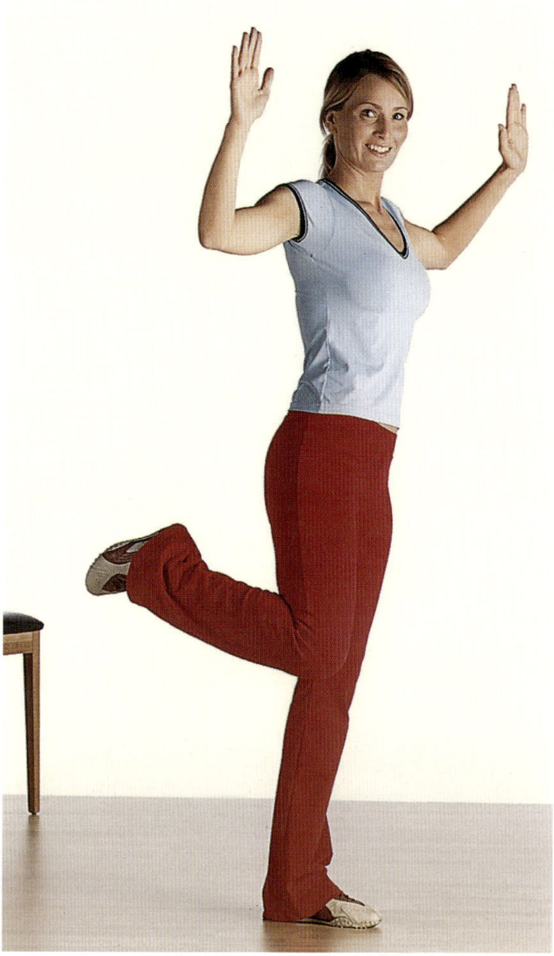

1er exercice

Stimulation du métabolisme et affermissement de l'arrière des cuisses.

• Tenez-vous debout, fléchissez alternativement la jambe droite et la jambe gauche et essayez de toucher vos fesses avec le talon.

• Les bras sont ouverts sur le côté et croisés devant la cage thoracique.

• Maintenez le mouvement durant 1 à 3 minutes.

2e exercice

Intérieur des cuisses.

- En position debout, écartez les jambes et fléchissez les genoux, les mains reposant sur les cuisses.
- Inclinez maintenant le haut du corps légèrement vers l'avant à partir des articulations des hanches. Le dos doit rester droit pendant le mouvement.
- Étirez maintenant la jambe gauche, tout en fléchissant le genou droit au-dessus du pied droit. Levez en même temps le bras gauche jusqu'à la position horizontale.
- Répétez maintenant le mouvement de l'autre côté : fléchissez le genou gauche, en posant la main gauche sur la cuisse, le bras droit étant levé sur le côté jusqu'à la position horizontale.

Alternez rapidement les mouvements, si possible sur fond d'une musique enjouée.

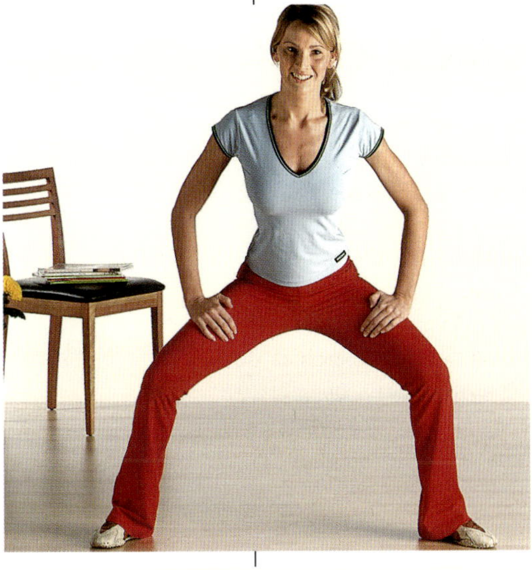

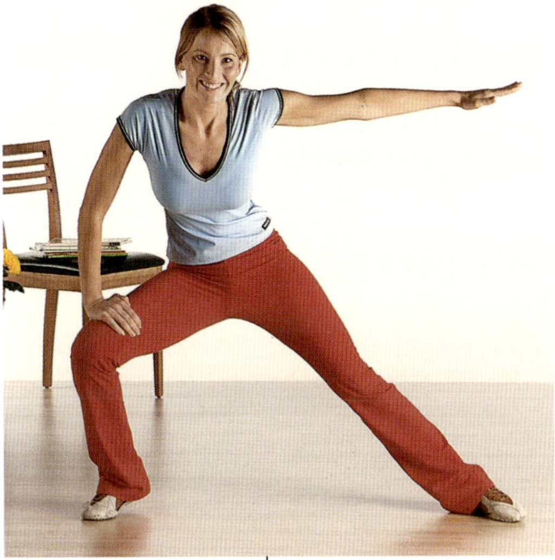

3e exercice

Avant des cuisses et muscles obliques du ventre.

• Agenouillez-vous sur un tapis de gymnastique ou une couverture enroulée sur elle-même.

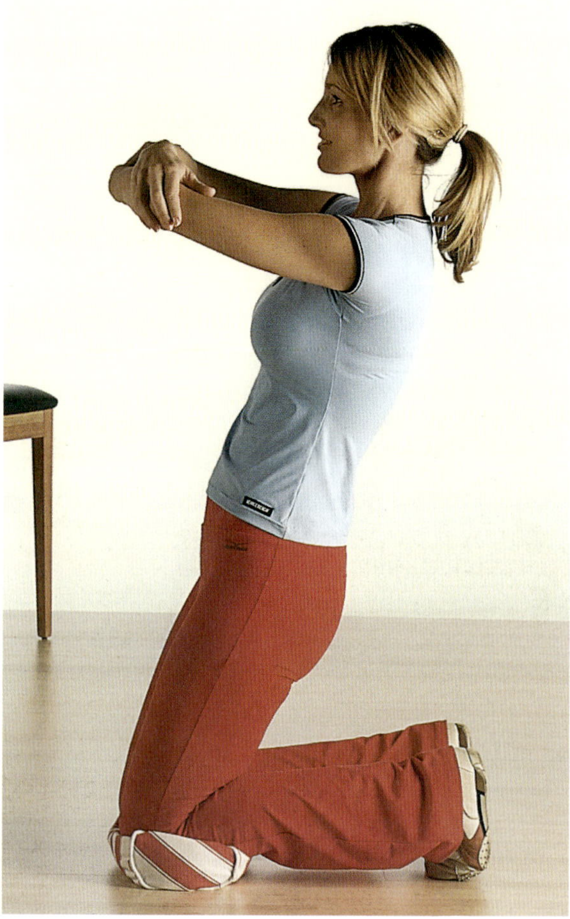

• Contractez maintenant le ventre, puis les fesses et le périnée et inclinez-vous légèrement en arrière en gardant le haut du corps bien droit. Veillez surtout à éviter une courbure excessive de la colonne vertébrale !
• Gardez cette position durant 10 à 30 secondes.

Variante 1 :
Exécutez 10 à 30 tout petits mouvements dans cette position.
• Pendant ce temps, les bras pendent le long du corps ou sont placés devant la cage thoracique, de telle sorte que la main droite s'appuie sur le coude gauche et inversement.

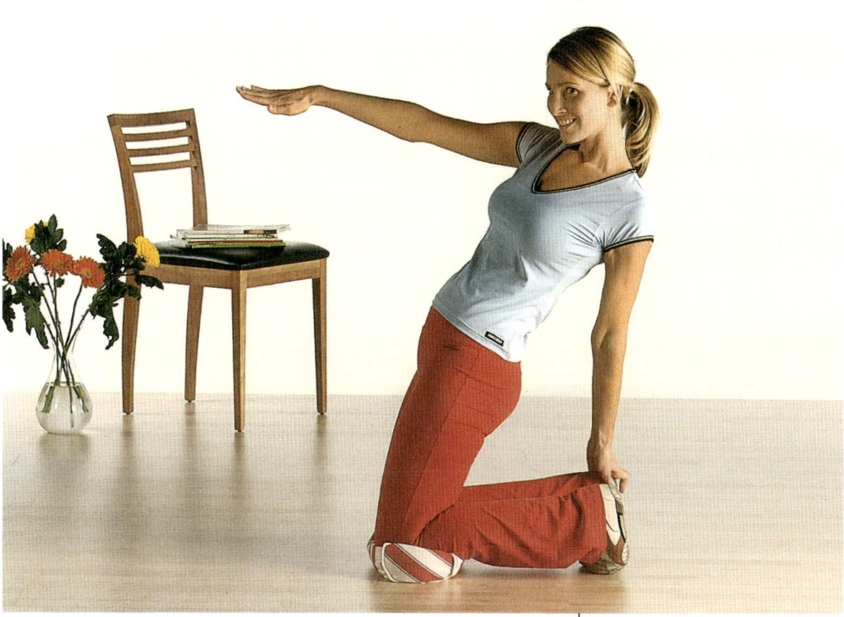

4e exercice

Étirement de l'avant des cuisses.

- À genoux, inclinez-vous vers l'arrière pour vous asseoir sur vos talons.
- Ouvrez maintenant un peu les genoux et reculez complètement avec les fesses.
- Placez les mains loin derrière le dos sur le sol, les doigts pointant vers l'avant. Les coudes sont légèrement tirés sur le côté.
- Contractez maintenant un peu le périnée et les fesses et décollez légèrement les fesses des talons, jusqu'à ce que vous ressentiez une tension importante à l'avant des cuisses. Imaginez que vos genoux sont tirés vers l'avant et gardez la tête dans le prolongement du tronc.
- Conservez cette position d'étirement durant 20 à 30 secondes et respirez calmement.

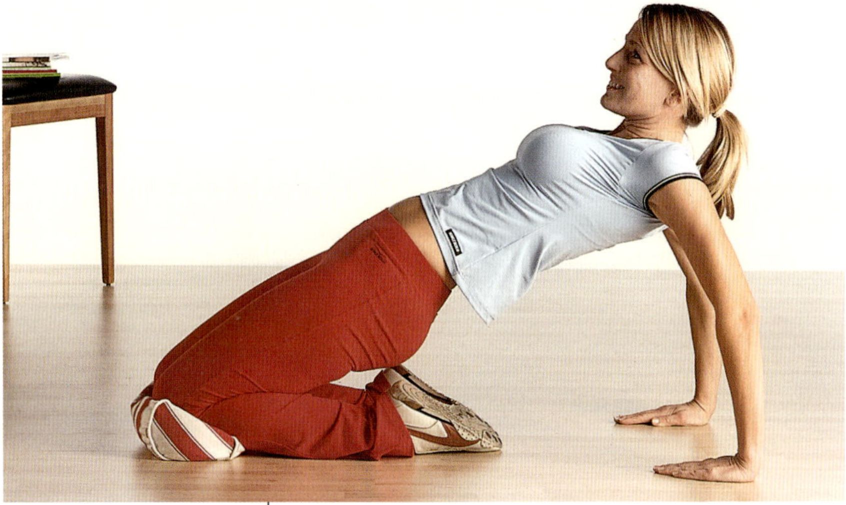

5e exercice

Étirement des muscles extérieurs des cuisses.

- Allongez-vous par terre sur le côté gauche, étirez le bras gauche et posez votre tête dessus.
- Placez votre main droite devant la cage thoracique, de telle sorte que votre taille ne puisse pas basculer.
- Soulevez ensuite la jambe droite jusqu'à atteindre la position horizontale et exécutez de petits mouvements vers le haut et le bas. Changez ensuite de côté.

Variante 1 :

Soulevez les deux jambes sur le côté et exécutez de petits mouvements vers le haut et le bas. Changez ensuite de côté.

Variante 2 :

Soulevez les deux jambes et serrez fortement les talons en l'air. Maintenez la tension durant 6 à 10 secondes. Décontractez-vous un peu, puis changez de côté.

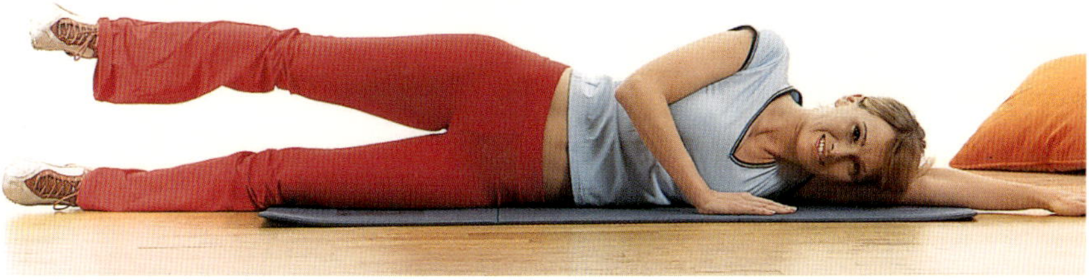

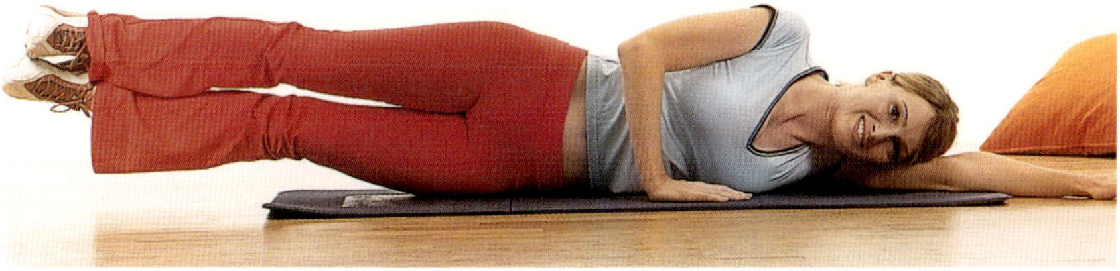

6e exercice

Muscles des cuisses et du ventre.

• Allongez-vous sur le côté gauche et appuyez votre tête dans la main gauche, la main droite étant placée devant la cage thoracique.

• Amenez les deux genoux vers la cage thoracique.

• Appuyez-vous maintenant fermement sur le sol avec la main droite et soulevez les deux jambes à angle droit vers le plafond. Maintenez la tension durant 6 à 10 secondes. Reposez ensuite les jambes. Répétez l'exercice 3 à 5 fois.

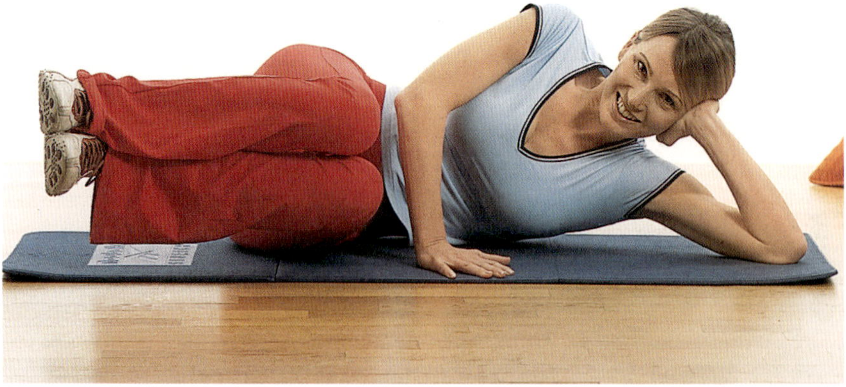

Cet exercice sollicite avant tout les muscles extérieurs de la cuisse de la jambe du dessous. Si vous le souhaitez, vous pouvez changer de position après l'exercice et adopter la position de l'exercice suivant, décrite ci-après. N'oubliez pas d'étirer les deux côtés !

7e exercice

Étirement de l'extérieur des cuisses.

- Allongez-vous sur le dos, les deux mains se trouvant derrière la tête.
- Soulevez vos jambes et croisez la droite au-dessus de la gauche, de telle sorte que la cuisse droite vienne s'appuyer sur la gauche.
- Faites ensuite pivoter la tête légèrement vers la gauche, tout en laissant tomber les deux jambes croisées l'une sur l'autre sur le côté droit en direction du sol.
- Conservez cette position durant 10 à 30 secondes et sentez l'étirement sur l'extérieur de la cuisse gauche.
- Gardez les omoplates au sol et respirez régulièrement.
- Ensuite, changez de côté.

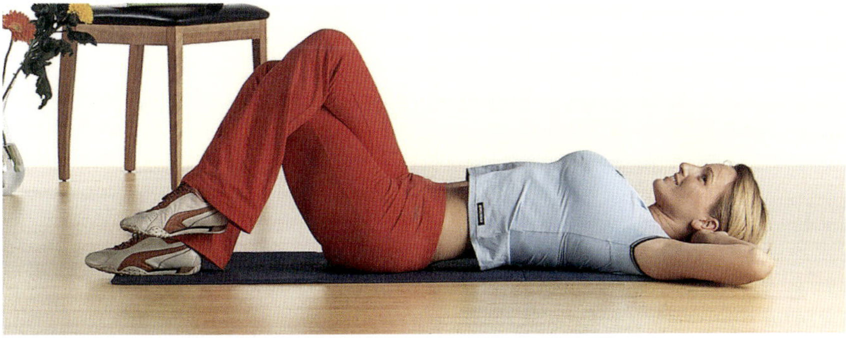

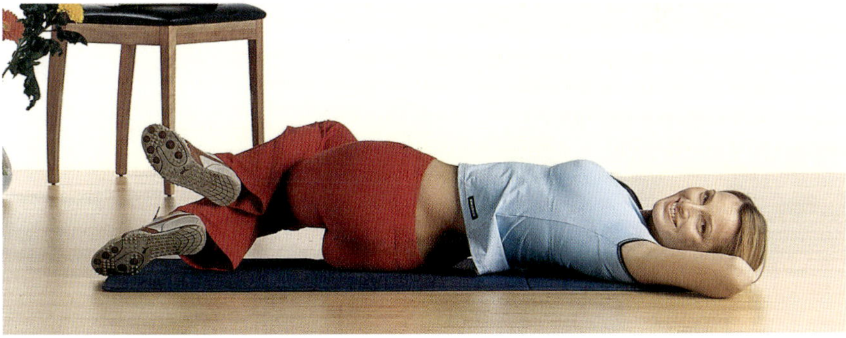

Programme d'exercices 3 : Zone visée, les fesses

Ce programme d'exercices vise à renforcer les muscles des fesses. Les grands muscles fessiers comptent parmi les muscles les plus forts de notre corps. Ils sont importants pour une bonne tenue du bassin et permettent d'éviter une courbure excessive de la colonne vertébrale.

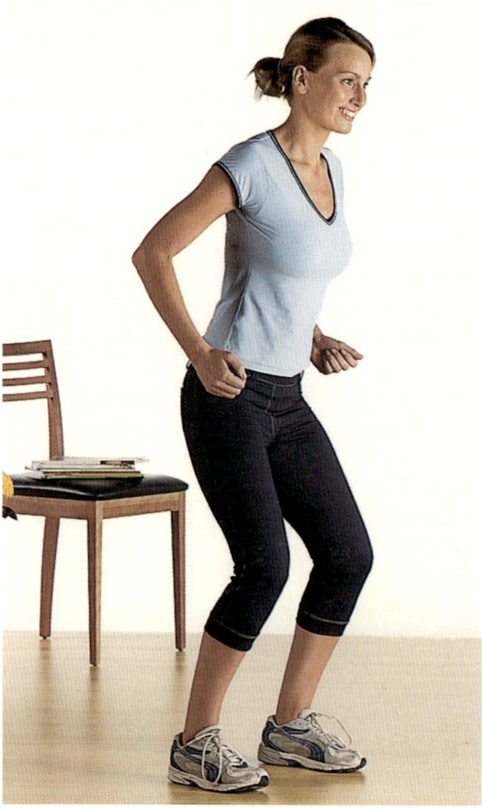

1er exercice

Stimulation vasculaire et renforcement du muscle fessier.

- Tenez-vous debout avec les jambes légèrement écartées, vos deux pieds étant écartés d'une largeur d'épaules.
- Descendez ensuite sur les genoux et inclinez le haut du corps légèrement vers l'avant, tout en gardant le dos droit.
- À partir de cette position, redressez-vous plusieurs fois et "atterrissez" toujours doucement.

Des muscles fessiers bien entraînés permettent, par ailleurs, d'éviter la "culotte de cheval" et donnent aux fesses de belles formes fermes.

2e exercice

Renforcement des muscles fessiers

- Si possible, placez-vous le dos devant une chaise (même si ce n'est pas indispensable), les pieds étant écartés d'une largeur de hanches.
- Posez ensuite les deux mains sur les cuisses, inclinez le haut du corps vers l'avant, en gardant le dos droit, et fléchissez les genoux.
- Descendez doucement les fesses vers l'arrière et le bas, comme si vous vouliez vous asseoir.

Abandonnez ensuite cette position et redressez-vous lentement vers le haut, tout en étirant les jambes.

- Vous devez sentir le muscle fessier travailler à chaque mouvement vers le haut. Répétez l'exercice 4 à 6 fois.

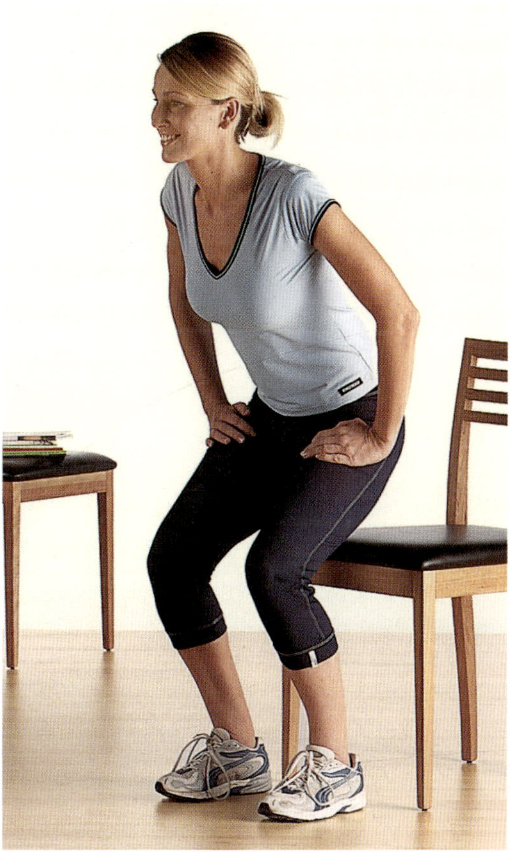

Notez un effet secondaire agréable de cet exercice : les muscles des cuisses sont également affermis.

3e exercice

Étirement des muscles fessiers.

- Asseyez-vous par terre et soulevez les jambes.
- Tirez ensuite le pied droit vers la moitié gauche des fesses et posez-le sur le sol. Le genou droit se rapproche alors également du sol.
- Placez maintenant le pied gauche au-dessus du genou droit et saisissez le genou gauche par l'extérieur à l'aide de la main droite, puis tirez-le lentement vers votre poitrine. Faites alors pivoter quelque peu le haut du corps vers la gauche contre le genou à angle droit et regardez derrière vous. Le dos reste droit et la main gauche peut être en appui derrière.
- Maintenez l'étirement durant 10 à 30 secondes, puis décontractez-vous ; répétez l'exercice de l'autre côté.

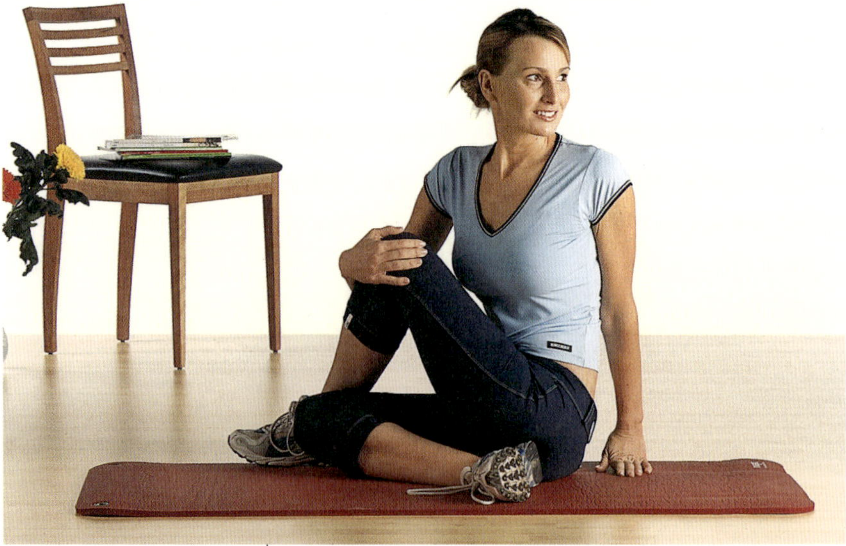

4e exercice

Affermissement des muscles des fesses et des cuisses.

- Asseyez-vous par terre sur vos talons.
- Joignez les mains, faites-les pivoter et tendez les bras vers le plafond.
- Contractez maintenant le périnée, puis soulevez les fesses lentement, jusqu'à vous retrouver à genoux.
- Adoptez de nouveau la position de départ. Répétez l'exercice aussi longtemps qu'il vous fait du bien.

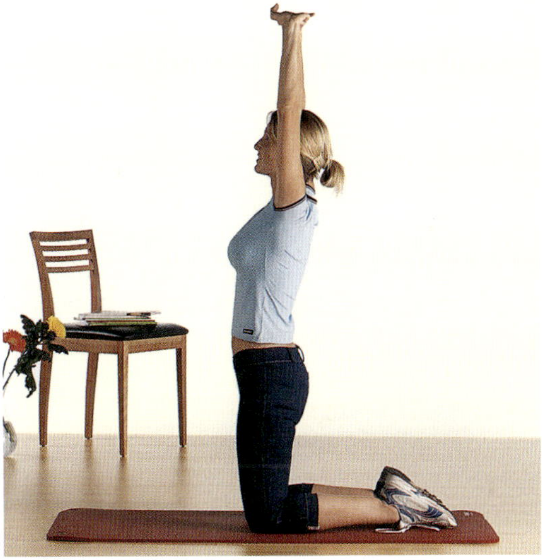

Variante :

Ne soulevez qu'un tout petit peu les fesses des talons et exécutez de tout petits mouvements vers le haut et le bas. Vous pouvez répéter cet exercice 10 à 20 fois avant de vous reposer. Les mains peuvent également être placées sur les hanches lors de cet exercice.

- Veillez à garder le dos droit et respirez régulièrement.

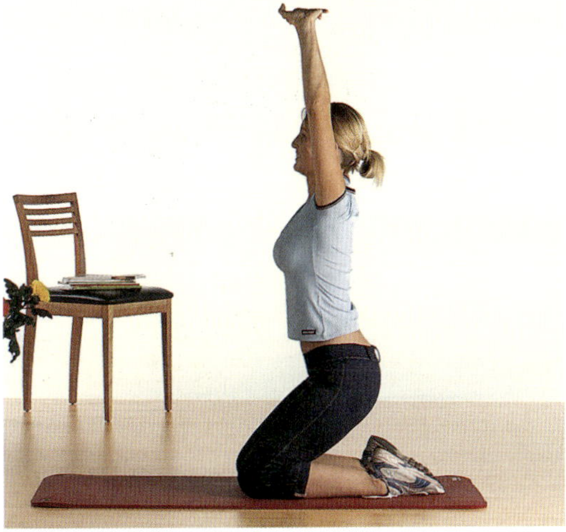

5e exercice

Affermissement des muscles fessiers.

• Mettez-vous à quatre pattes, c'est-à-dire en appui sur les genoux et les mains. Les genoux se trouvent en dessous des articulations des hanches et les mains sous les articulations des épaules. Les coudes ne sont pas tout à fait tendus. Le dos est droit.

• Soulevez maintenant une jambe et fléchissez le genou de telle sorte que la jambe pointe verticalement vers le haut ; le pied est également tendu.

• Utilisez ensuite le muscle fessier pour faire basculer la jambe vers le haut, en veillant également à ce que le talon pointe vers le haut.

• Répétez l'exercice avec l'autre jambe.

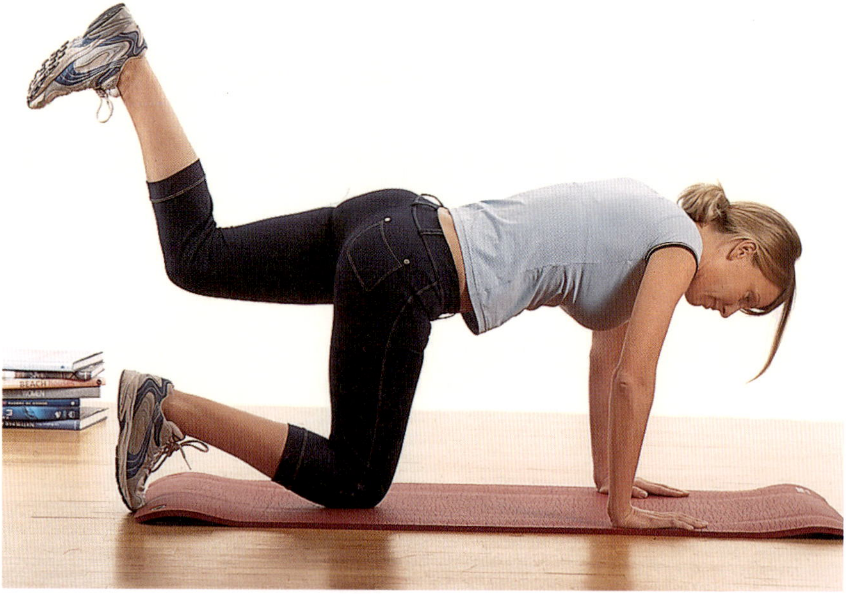

Veillez à exécuter uniquement de petits mouvements vers le haut et le bas.

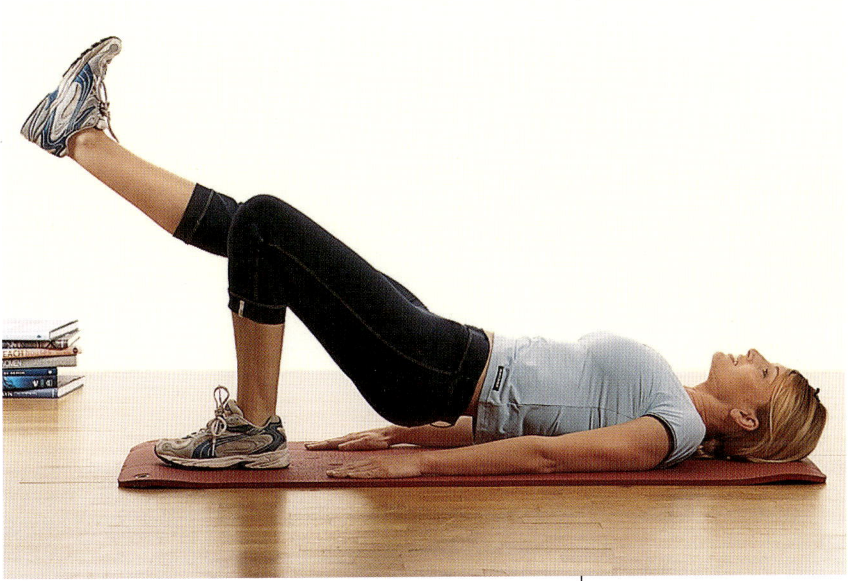

6e exercice

Affermissement des muscles fessiers.

- Allongez-vous sur le dos et soulevez la jambe. Les bras sont placés à côté du corps.
- Soulevez le bassin aussi loin que possible, de telle sorte qu'une ligne droite se forme entre le tronc et le genou.
- Étirez maintenant la jambe droite vers l'avant et soulevez-la aussi loin que possible, de manière à ce qu'elle se demeure parallèle au sol.
- Contractez ensuite les muscles du périnée et des fesses, puis soulevez et descendez le bassin, sans jamais le reposer complètement.
- Pour finir, posez le bassin et répétez l'exercice avec l'autre jambe.

Variante

Partez de la même position, puis tendez la jambe droite, puis la gauche, verticalement vers le plafond, en tirant le pied vers vous, de telle sorte que la plante de pied pointe vers le haut. Faites ensuite basculer un peu le bassin vers le haut et le bas.

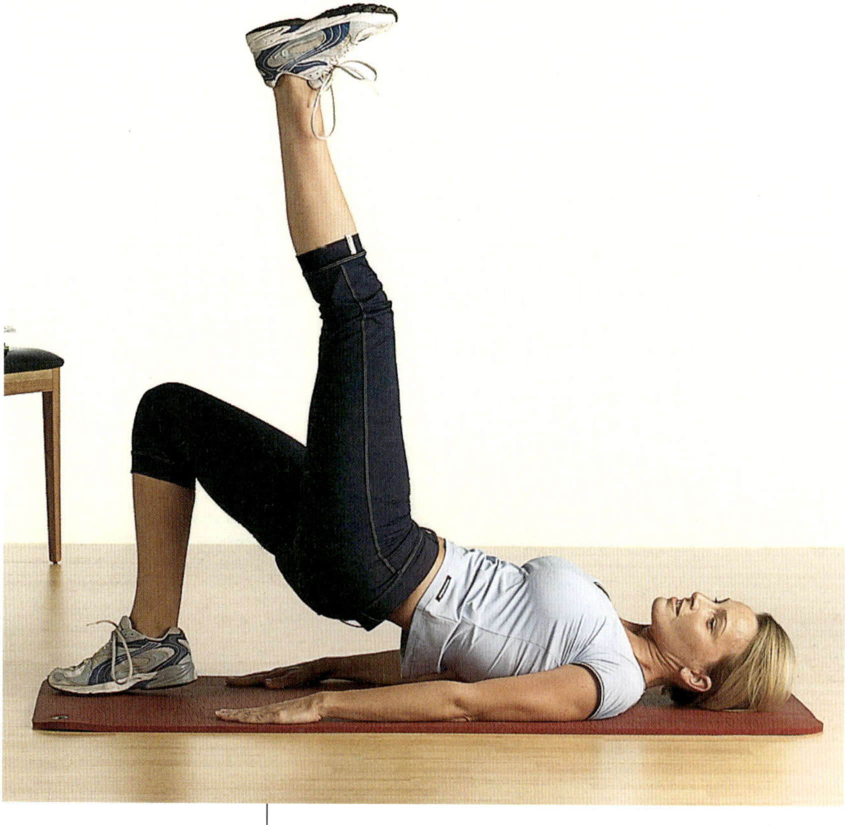

7e exercice

Étirement des muscles fessiers.

- Allongez-vous sur le dos et soulevez les deux jambes. Rapprochez ensuite les genoux aussi près que possible de la poitrine en vous aidant des mains. Les genoux sont alors légèrement ouverts.
- Imaginez que vous poussiez le vertex (haut de la tête) en arrière et le coccyx dans la direction opposée. Vous ressentez un léger tiraillement dans les fesses et laissez la respiration se faire régulièrement.

Variante :

Tirez les genoux vers vous, comme sur l'illustration ci-dessous, et exécutez quelques mouvements circulaires vers la droite, puis la gauche. Vous massez ainsi en même temps les vertèbres lombaires et soulagez par là même les maux de reins.

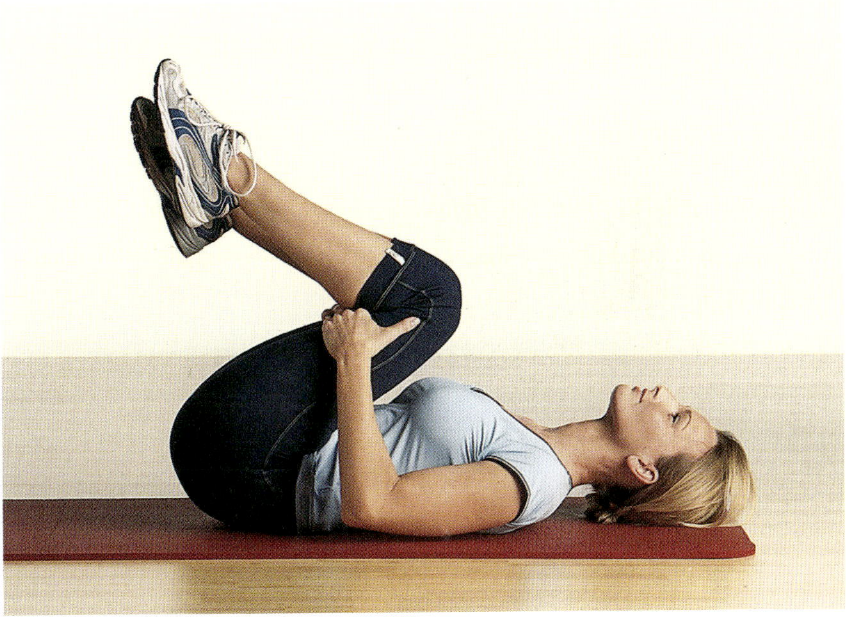

Programme d'exercices 4 : Zone visée, le haut des bras

Ce programme comprend principalement des exercices visant les bras, une importance particulière étant accordée à un entraînement efficace du haut du bras, souvent "mou". L'affermissement du triceps est au cœur des exercices proposés. Ce muscle est situé à l'arrière du haut du bras une zone particulièrement touchée par la cellulite.

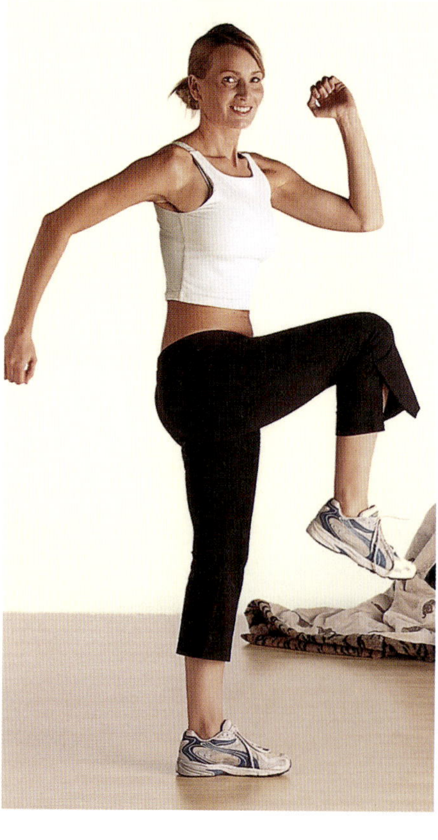

Ces exercices permettent automatiquement d'affermir également d'autres muscles du bras, des épaules et de la poitrine, un effet annexe agréable et efficace.

1er exercice

Stimulation vasculaire et affermissement des bras.

- Tenez-vous debout et basculez énergiquement les bras.
- Levez les genoux l'un après l'autre aussi haut que possible en bougeant le coude opposé au genou levé, l'autre bras basculant presque tendu vers l'arrière.
- Lorsque vous levez l'autre genou vers le haut, le coude fléchi et tiré vers le haut est presque tendu vers l'arrière, tandis que l'autre coude bouge en direction du genou.
- Répétez ce mouvement en position debout, en veillant à changer de rythme.

2e exercice

Stimulation vasculaire et affermissement des bras.

• Levez alternativement le genou droit et le genou gauche aussi haut que possible, en amenant les coudes fléchis vers le genou levé.

• Les avant-bras pointent alors verticalement vers le haut ; les mains sont légèrement fermées et placées au niveau du bas du visage.

• En reposant la jambe levée par terre, étendez les deux bras horizontalement de chaque côté et ouvrez les mains, les paumes de main pointant vers le haut.

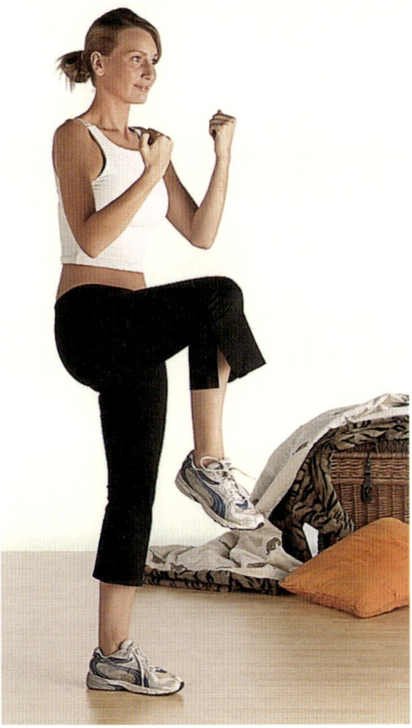

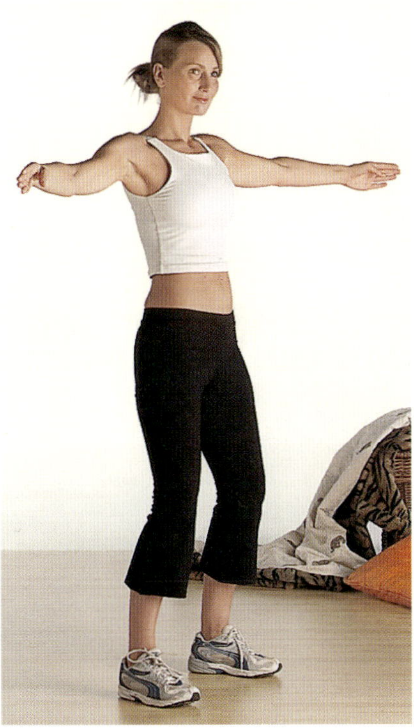

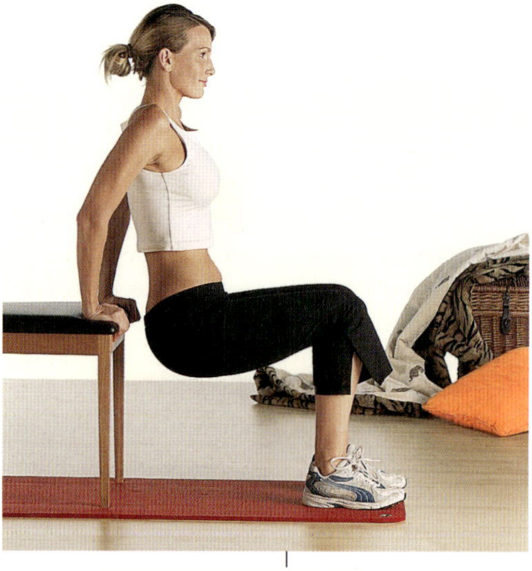

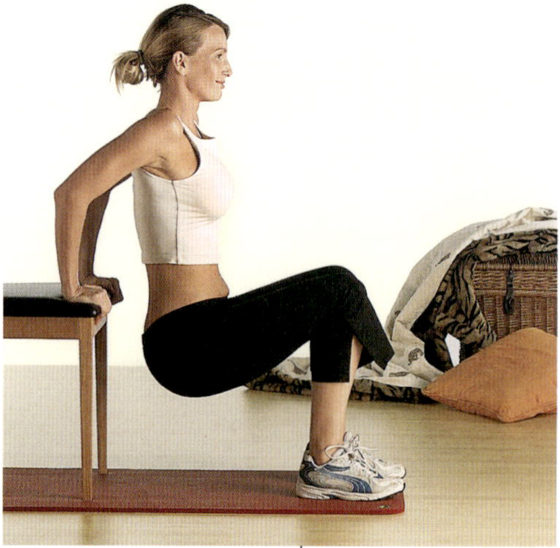

3e exercice

Affermissement de l'extenseur du haut du bras (ou triceps).

- Asseyez-vous d'abord sur le tiers avant d'une chaise bien stable.
- Posez les mains sous les fesses et aidez-vous de vos mains pour vous appuyer sur l'avant du siège de la chaise, les doigts pointant vers l'avant.
- Soulevez maintenant les fesses aussi loin que possible vers l'avant, de telle sorte qu'une largeur de main vous sépare maintenant du siège. Les pieds demeurent ancrés au sol, les jambes formant un angle de 90° avec les cuisses.
- Fléchissez maintenant lentement les bras et descendez les fesses vers le sol.
- Étirez maintenant les bras de nouveau lentement.
- Répétez l'exercice 4 à 6 fois d'affilée et reposez-vous ensuite quelques instants.

Pendant cet exercice, veillez à toujours garder les coudes légèrement fléchis !

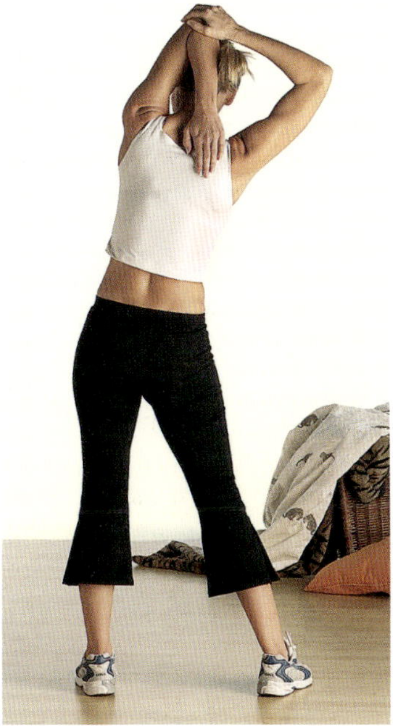

4e exercice

Étirement du triceps et des muscles latéraux du tronc.

- Mettez-vous debout, les jambes écartées d'une largeur d'épaules, ou asseyez-vous sur une chaise.
- Étirez ensuite le bras gauche verticalement vers le haut et pliez-le au niveau de l'articulation du coude, de telle sorte que l'avant-bras se trouve derrière la tête et pointe vers le bas, la main gauche se trouvant sur l'omoplate droit.
- Saisissez ensuite le coude supérieur à l'aide de l'autre main et tirez-le en direction du milieu du corps. Inclinez aussi le haut du corps loin vers la droite et poussez la hanche gauche vers l'extérieur sur le côté.
- Vous devez sentir l'étirement dans le haut du bras gauche et le côté gauche du corps.
- Au bout de 10 à 30 secondes, redressez-vous et exécutez le même mouvement de l'autre côté.

5e exercice

Affermissement des muscles des bras et des épaules.

- Asseyez-vous par terre et soulevez les jambes écartées d'une largeur de hanches environ.
- Placez ensuite vos mains derrière en appui, de telle sorte que vos doigts pointent vers l'avant, et décollez les fesses et le bassin.

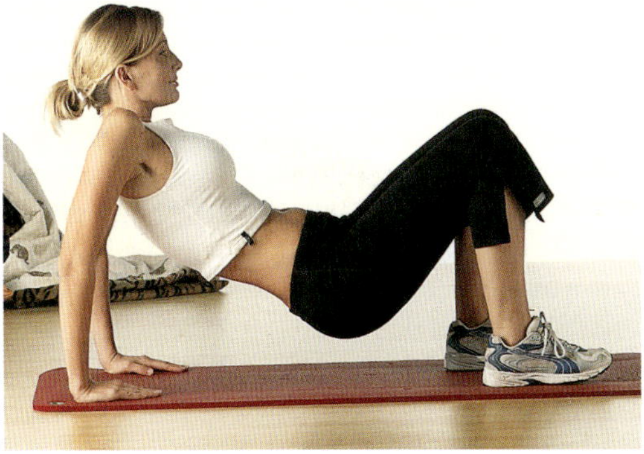

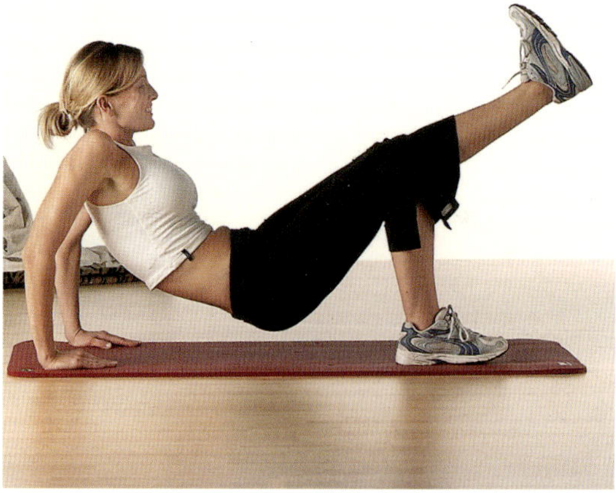

La tension dans le bassin doit être maintenue pendant tout l'exercice.

• Contractez maintenant les muscles des fesses et du périnée, puis fléchissez et étirez lentement les coudes. Ce mouvement affermit le haut des bras, ainsi que les muscles du bassin et des épaules.

Variante 1 :
Exécutez l'exercice comme indiqué ci-dessus, en amenant, en outre, un genou vers le ventre.
Variante 2 :
L'exercice est encore plus efficace si vous étirez, en plus, une jambe horizontalement vers l'avant.

6e exercice

Affermissement des muscles des bras et de la poitrine.
• Agenouillez-vous sur le sol, inclinez le haut du corps vers l'avant et placez les mains l'une à côté de l'autre, écartées d'une largeur d'épaules, de telle sorte qu'elles se trouvent quelque peu en contrebas des épaules, le bout des doigts pointant légèrement vers l'intérieur.
• Levez maintenant les jambes vers l'arrière, les pieds croisés. Le dos reste droit, la tête, le tronc, et les cuisses formant une ligne.
• Fléchissez maintenant lentement les coudes, puis étirez-les. Vos bras doivent être pliés de telle sorte que votre nez touche presque le sol ; vous pouvez ensuite vous redresser.

Variante 1 :
Placez les mains un peu plus loin vers l'avant.
Variante 2 :
Écartez un peu plus les mains.

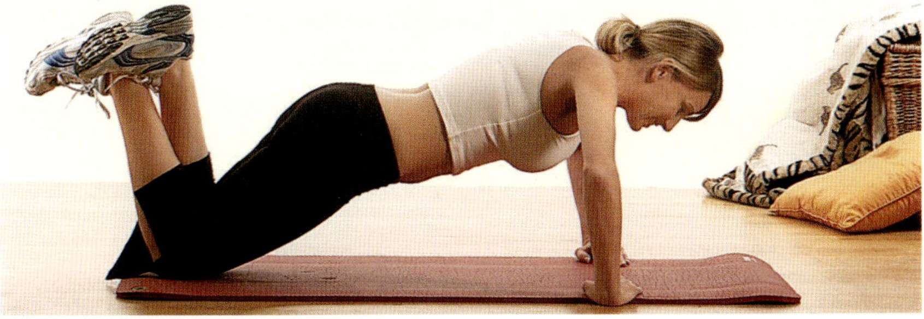

L'exercice est encore plus efficace si vous pliez la main droite comme si vous repoussiez un mur imaginaire.

7e exercice

Étirement des muscles des bras et du tronc.

- Allongez-vous sur le sol et étirez les bras et les jambes loin de vous.
- Inclinez maintenant le haut du corps vers le côté gauche, jusqu'à ce que vous ressentiez une tension nette dans le côté droit du corps.
- Attrapez maintenant l'articulation de la main droite avec la main gauche ; la paume de main droite doit pointer vers le plafond.
- Prolongez doucement l'étirement du bras gauche en vous aidant de la main gauche.
- Maintenez l'étirement durant 10 à 30 secondes, puis changez de côté.

Variante :

Essayez, au bout de 10 à 30 secondes d'étirement, de renforcer encore quelque peu la position d'étirement. Restez ensuite allongé et détendez-vous en respirant calmement.

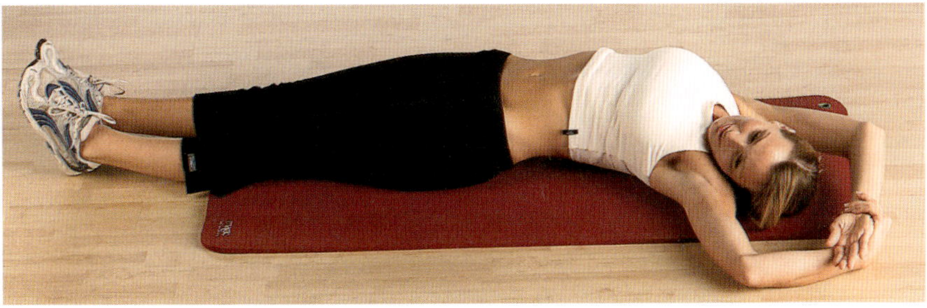

Programme d'exercices 5 : En appui contre un mur

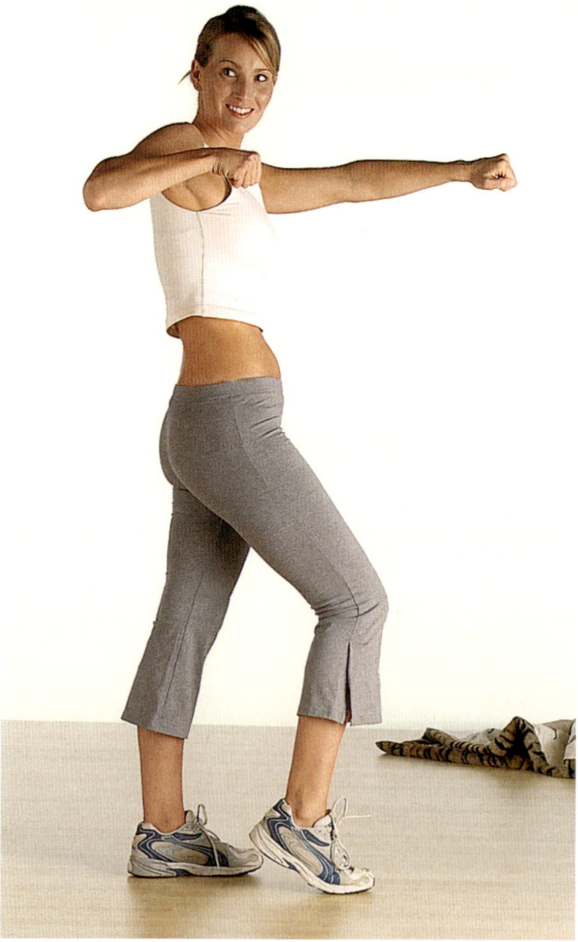

1er exercice

Les jambes et les bras. Cet exercice permet, non seulement, de stimuler la circulation et le métabolisme au début du programme d'exercices, mais aussi d'affermir d'une manière ludique les muscles des bras et des jambes.

- Tenez-vous debout et simulez des mouvements de boxe dans toutes les directions. Veillez à rester bien droit et souriez.
- Vous devez sentir la joie que cet exercice provoque en vous.
- Continuez durant 3 à 5 minutes, en respirant calmement et régulièrement.

Cet exercice est particulièrement agréable avec une musique gaie.

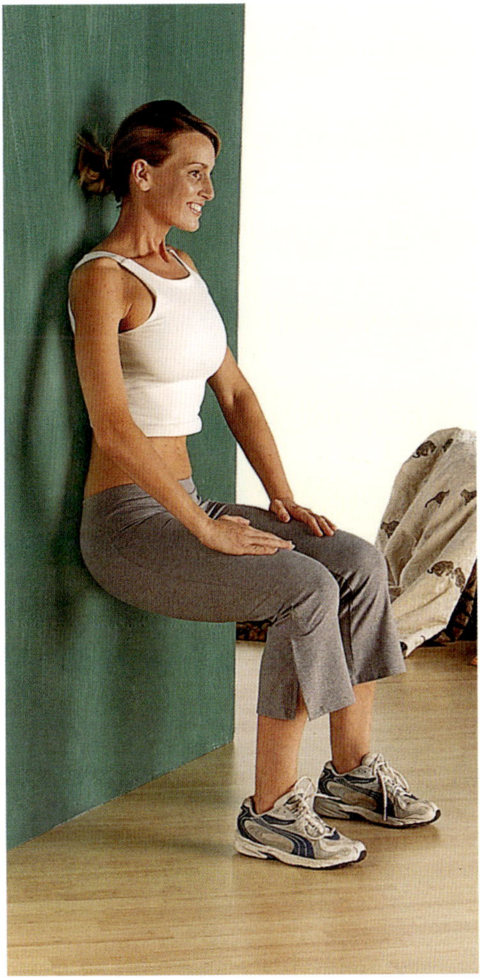

2e exercice

Exercice de maintien contre un mur.

- Placez-vous le dos devant un mur, vos pieds étant écartés de 30 cm environ.
- Fléchissez les genoux et appuyez votre dos contre le mur.
- Poussez d'abord le vertex (haut de la tête) vers le haut, en direction du plafond.
- Ancrez maintenant les talons fermement au sol en contractant les muscles du ventre, de manière à appuyez vos reins contre le mur. Les fesses doivent se trouver parallèles au sol.
- Maintenez la tension durant 6 à 10 secondes, puis relâchez.

Cet exercice de maintien permet surtout d'affermir les muscles du ventre et des fesses.

3e exercice

Le ventre, les cuisses, les bras.

• Même position de départ que précédemment, les deux bras étant, en outre, tendus de chaque côté, près du corps et en appui contre le mur, les paumes de main pointant vers l'avant.

• Contractez maintenant les muscles du ventre, enfoncez les talons dans le sol et poussez fortement les deux bras vers l'arrière contre le mur ; les omoplates sont alors contractées.

Variante :

Comme précédemment, en appuyant toutefois le bras gauche situé près du corps contre le mur et en tendant le bras droit vers le haut, tout en l'appuyant également contre le mur. Changez ensuite la position des bras.

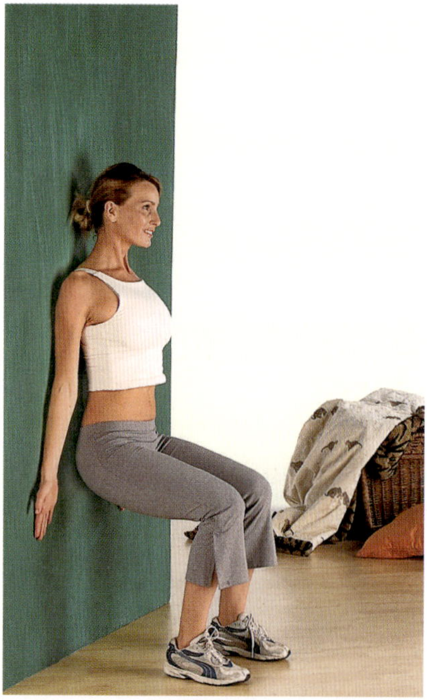

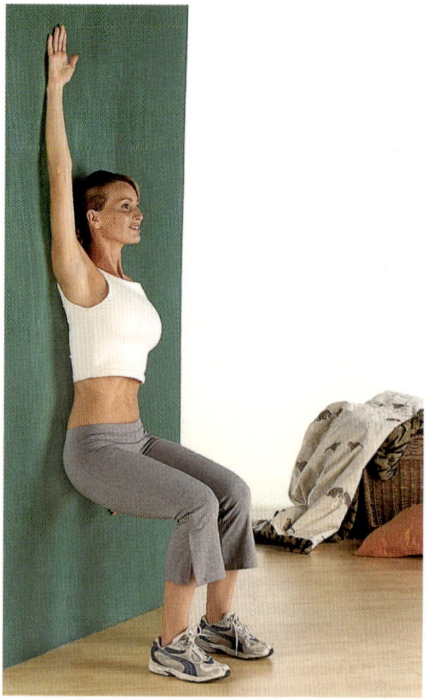

Cet exercice est particulièrement recommandé pour les bras, ainsi que pour l'ensemble du maintien corporel.

4e exercice

Les bras et les épaules.

- Placez-vous à une distance d'un pas par rapport au mur, le visage tourné vers le mur, et tendez les bras ver l'avant à la hauteur des épaules.
- Appuyez les mains contre le mur. Les coudes sont quasiment tendus et le corps, de la tête aux pieds, est incliné.
- Contractez maintenant un peu les muscles du ventre et des fesses, puis fléchissez les coudes vers l'extérieur et étirez-les de nouveau. L'ensemble du corps demeure alors incliné. Les coudes sont tournés vers l'extérieur.

Variante :

Écartez un peu les mains, répétez l'exercice.

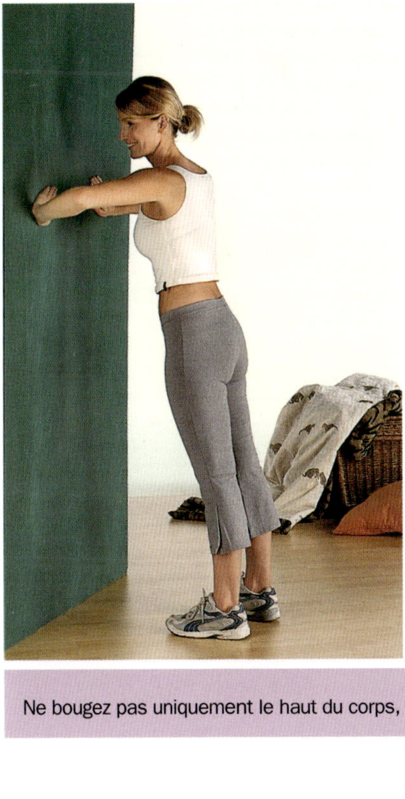

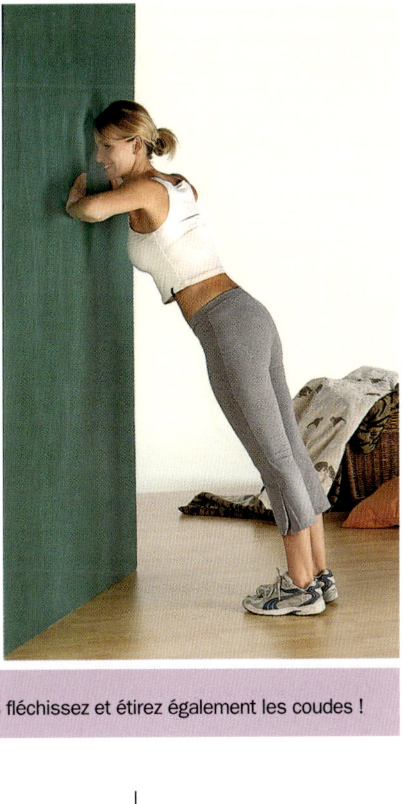

Ne bougez pas uniquement le haut du corps, mais fléchissez et étirez également les coudes !

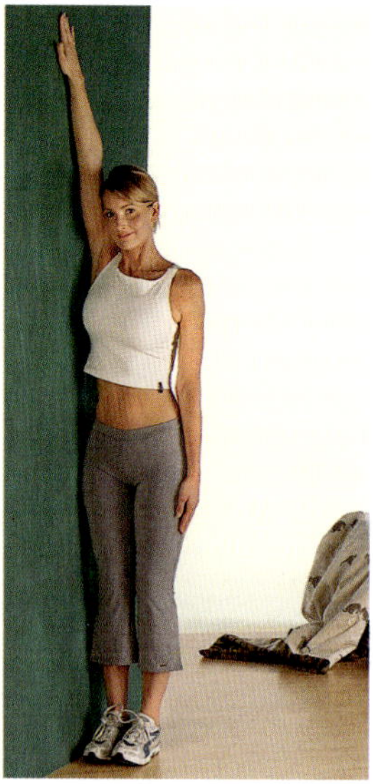

5e exercice

Exercice de contraction et d'étirement pour le haut des bras.

- Placez-vous la hanche droite et le tronc en appui contre le mur.
- Étirez maintenant le bras droit le long du mur, verticalement vers le haut, de telle sorte qu'il forme une ligne avec le tronc.
- Poussez maintenant le bras vers le haut, à partir de l'articulation de l'épaule, appuyez-le fermement contre le mur et maintenez la tension durant 6 à 10 secondes.
- Relâchez ensuite la tension et poussez de nouveau le bras étiré vers le plafond. Maintenez cette tension durant 20 à 30 secondes en respirant calmement.
- Répétez l'exercice 4 à 6 fois, puis changez de côté.

6e exercice

Les muscles arrière de la cuisse.

- Placez-vous à un pas du mur, le visage tourné vers le mur, et tendez les deux bras vers l'avant.
- Appuyez les mains contre le mur, à la hauteur des épaules environ.
- Fléchissez maintenant la jambe droite, la cuisse et la jambe formant un angle droit. Inclinez le pied de cette même jambe, de telle sorte que la plante de pied pointe vers l'arrière.
- Contractez d'abord un peu le ventre, puis basculez la jambe droite plusieurs fois vers l'arrière et faites comme si vous poussiez un objet vers l'arrière avec votre jambe. Le genou de la jambe d'appui est légèrement fléchi.
- Changez ensuite de jambe.

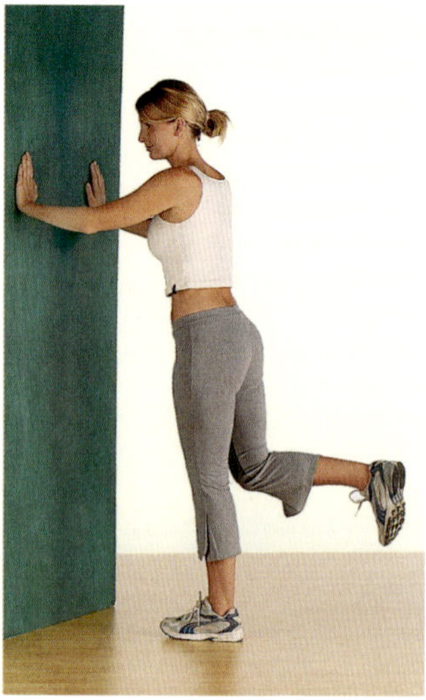

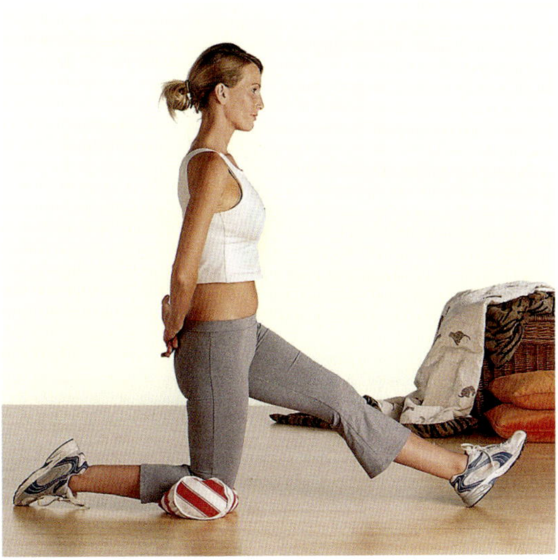

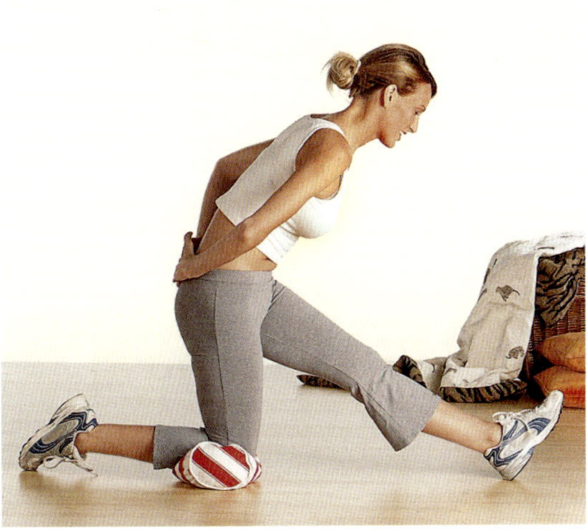

7e exercice

Étirement des muscles arrière de la cuisse.

- Agenouillez-vous par terre, si possible sur un petit coussin ou deux ou trois serviettes posées l'une sur l'autre.
- Étirez la jambe gauche vers l'avant et tirez le pied gauche vers la jambe.
- Maintenez le haut de votre corps aussi droit que possible, les deux mains étant croisées derrière le dos.
- Inclinez-vous maintenant quelque peu vers l'avant, en gardant le dos droit. Vous devez sentir l'étirement dans les muscles arrière de la cuisse.
- Maintenez l'étirement durant 20 à 30 secondes, puis repliez la jambe, reposez-vous un instant et répétez l'exercice avec l'autre jambe.

Programme d'exercices 6 : Avec le ballon Pezzi

Ce gros ballon de gymnastique est utile pour les exercices d'affermissement, tout comme pour ceux stimulant la circulation. En sautant sur le ballon, vous pratiquez un excellent massage des disques, ce qui est également bon pour le dos.

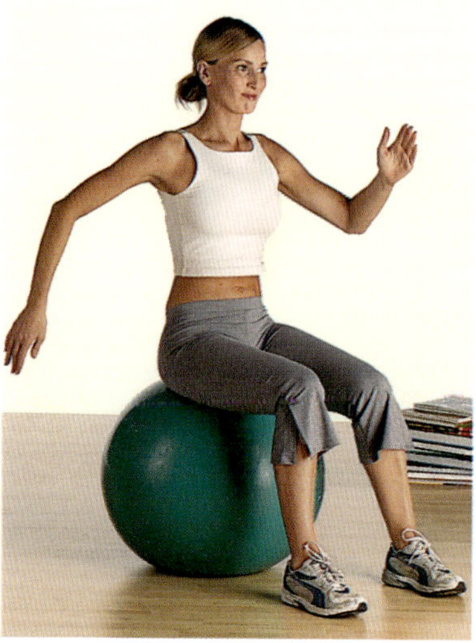

1er exercice

Stimulation de la circulation et affermissement musculaire général.

- Rebondissez sur le ballon de gymnastique aussi haut que vous le pouvez, tout en balançant les bras de chaque côté du corps.

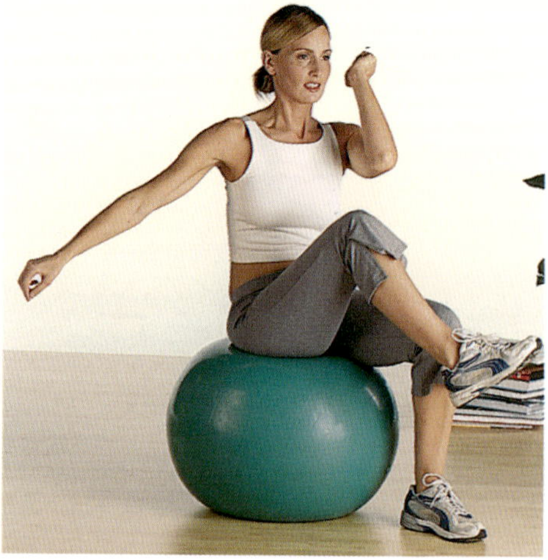

Variante :
Soulevez alternativement le genou droit et le genou gauche, en amenant le coude opposé vers le genou levé.

Lors des exercices en position assise, veillez toujours à garder le dos bien droit.

2e exercice

Affermissement des muscles abdominaux.

• Asseyez-vous bien droit sur le ballon Pezzi, les jambes écartées d'une largeur de hanches et les pieds bien posés par terre.

• Avancez les pieds lentement vers l'avant, de telle sorte que le ballon se déplace des fesses aux vertèbres lombaires.

• Rentrez légèrement le menton, poussez la poitrine en direction du plafond.

• Tendez les bras vers les oreilles, en diagonale et vers le haut, et veillez à ce qu'ils ne se trouvent pas dans le prolongement de la colonne vertébrale.

• Maintenez la tension durant 6 à 10 secondes, puis roulez ensuite lentement en arrière.

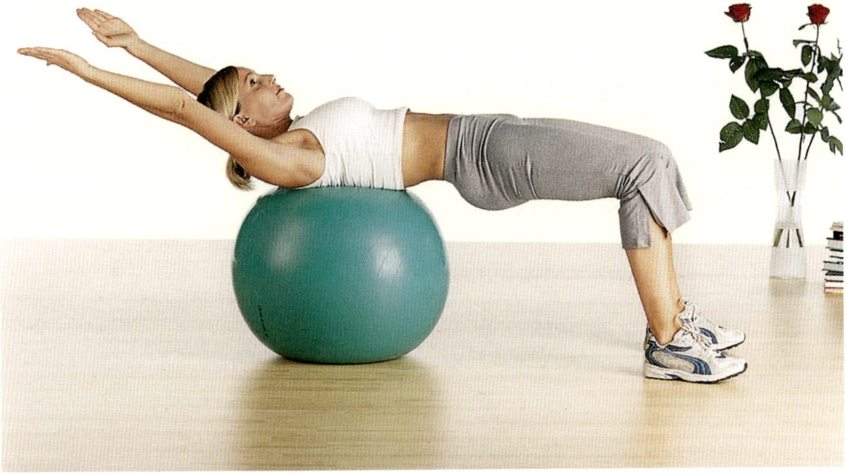

Si vous avez des problèmes de cervicales, vous pouvez également croiser les mains derrière la tête et la poser sur vos mains.

3e exercice

Affermissement des muscles du ventre et des jambes.

- Posez votre dos sur le ballon Pezzi, les pieds au sol ; la jambe et la cuisse doivent former un angle droit. La tête se trouve dans le prolongement de la colonne vertébrale.
- Le bras droit repose fermement sur le côté du ballon. Soulevez ensuite le genou droit et tirez-le vers votre ventre.
- Placez maintenant votre main gauche à l'intérieur du genou droit et exercez une forte pression dessus. Contractez également les muscles du périnée.
- Au bout de 6 à 10 secondes, relâchez la tension et posez la jambe par terre.
- Changez ensuite la position du bras et de la jambe et effectuez le même exercice avec l'autre jambe et l'autre main.

Variante :

Si vous vous sentez très à l'aise avec le ballon Pezzi, vous pouvez placer votre main libre derrière la tête, le coude pointant vers l'extérieur.

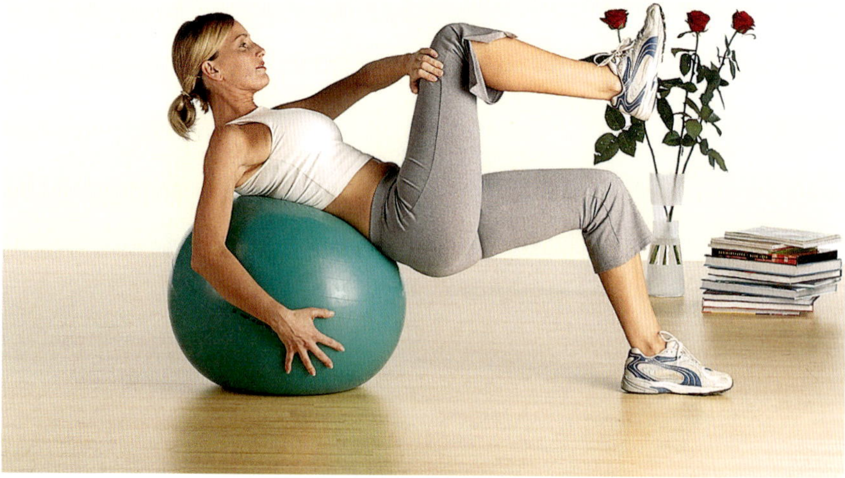

4e exercice

Relaxation et affermissement du dos et des fesses.

- Une fois l'exercice précédent terminé, posez simplement votre ventre sur le ballon et détendez-vous.
- Gardez contact avec le sol via la pointe des pieds et laissez les bras et la tête prendre lourdement vers le bas. Le dos des mains repose sur le sol.
- Lorsque vous vous êtes suffisamment détendu, étirez la jambe droite vers l'arrière et le bras gauche vers l'avant.
- Exécutez maintenant de petits mouvements vers le haut et le bas et concentrez-vous sur la tension musculaire dans le dos, les fesses et les cuisses.
- Changez ensuite de côté. Une fois que vous avez fait 4 à 6 fois l'exercice, allongez-vous de nouveau sur le ballon et détendez-vous.

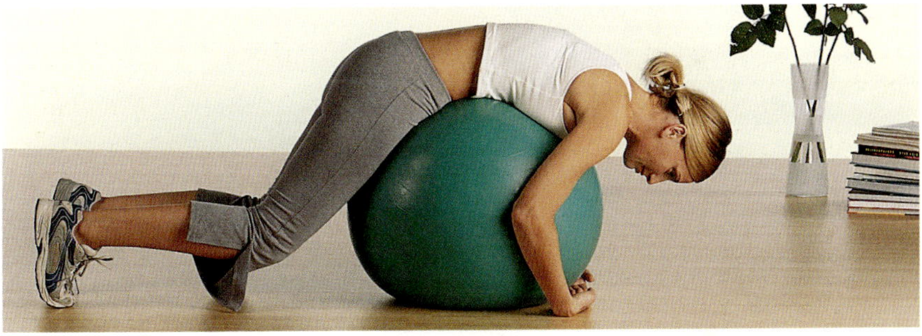

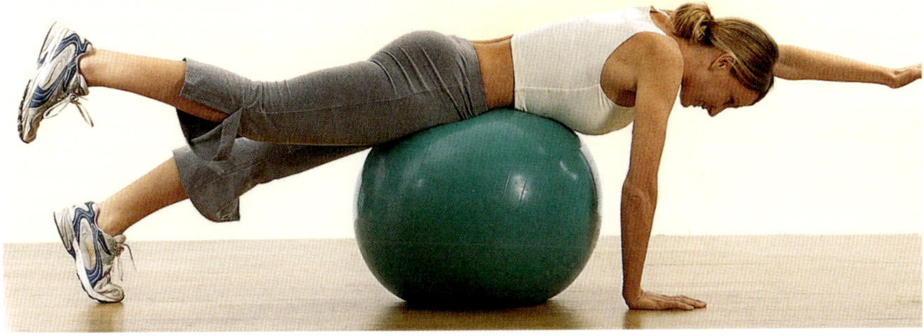

Veillez à ne soulever le bras et la jambe que jusqu'à la position horizontale.

5e exercice

Affermissement des muscles des bras et de la ceinture scapulaire.

- Posez le ventre sur le ballon Pezzi, en appui avant sur les mains, le bout des doigts pointant vers l'intérieur.
- Déplacez vos mains aussi loin que possible vers l'avant, jusqu'à ce que votre bassin repose sur le ballon.
- Contractez les muscles du tronc et des fesses et maintenez les jambes et la tête dans le prolongement du dos.
- Fléchissez ensuite lentement les bras, puis étirez-les. Gardez la tête dans le prolongement de la colonne vertébrale.

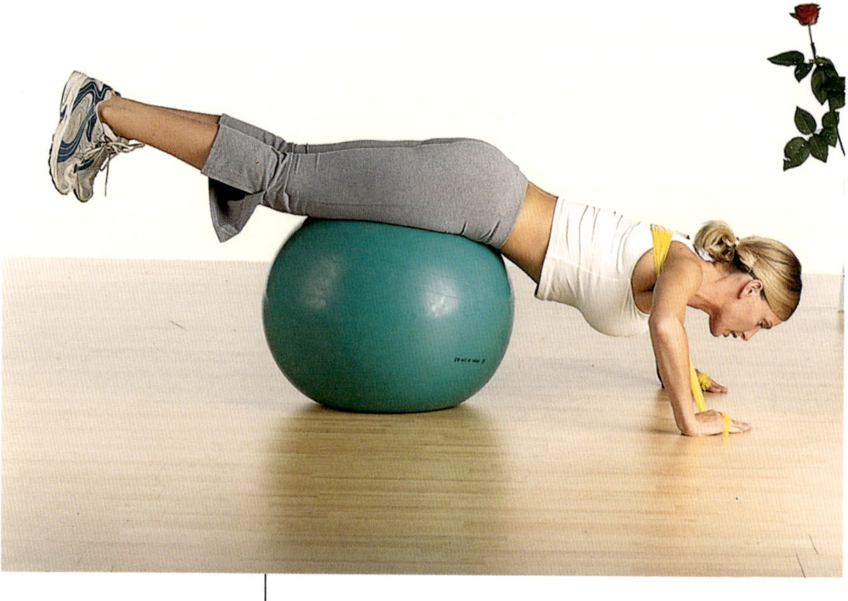

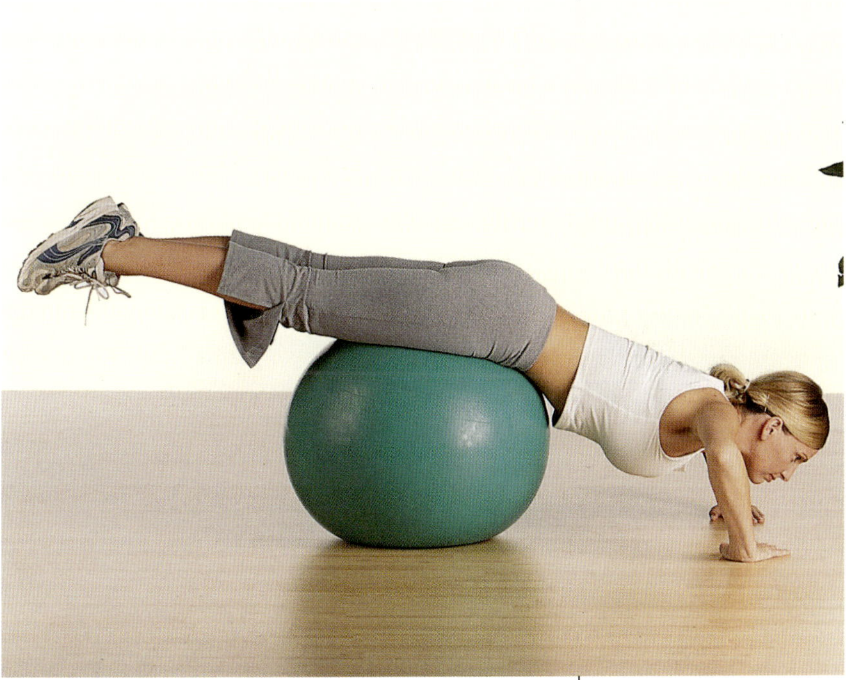

Variante 1 :
Soulevez les jambes et croisez les pieds au niveau de l'articulation.

Variante 2 :
L'exercice sera particulièrement efficace si vous posez une Théra-Band au-dessus de la ceinture scapulaire et que vous en maintenez les extrémités sous vos mains. Fléchissez ensuite les bras, puis étirez-les (appui avant).

6e exercice

Affermissement des muscles des jambes et des fesses.

- Allongez-vous par terre sur le dos, les pieds posés sur le ballon. Les bras sont placés près du corps, les paumes de main pointant vers le haut.
- Décollez lentement les fesses, jusqu'à ce que votre corps forme une ligne. Profitez-en pour contracter les muscles des fesses et du périnée.
- Maintenez la tension durant 6 à 10 secondes ou exécutez de petits mouvements du bassin vers le haut et le bas, sans le reposer complètement.

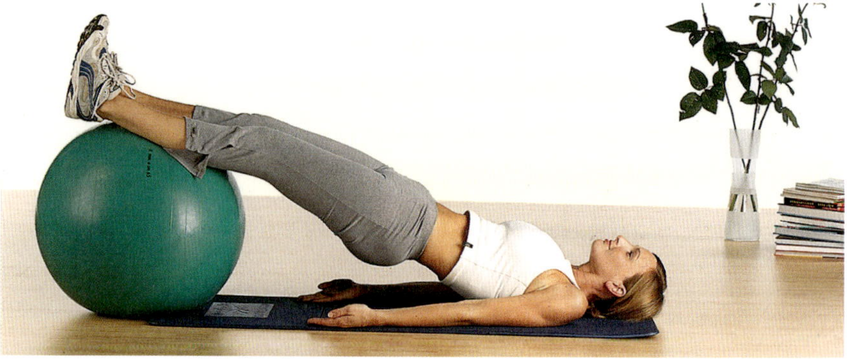

Variante :

Cet exercice est encore plus efficace si vous placez une Théra-Band au-dessus du bassin et que vous en maintenez les extrémités au sol avec les mains. Décollez ensuite de nouveau le bassin contre la résistance de la bande.

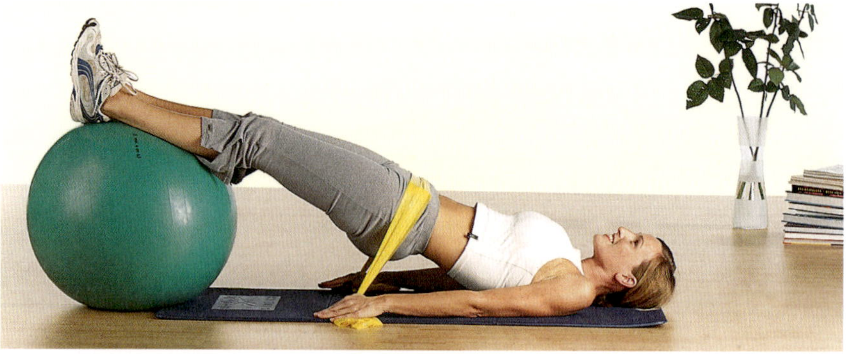

Pour cet exercice, il est important de respirer calmement et régulièrement.

7e exercice

Étirement des muscles des bras et du ventre.

- Restez allongé sur le dos par terre et faites reposer vos jambes sur le ballon Pezzi.
- Prenez la Théra-Band entre les deux mains et amenez-la loin derrière votre tête.
- Laissez vos bras quelque peu écartés au sol derrière la tête et maintenez la Théra-Band tendue entre les mains. Sentez l'étirement dans les bras et la cage thoracique.
- Décollez le bassin jusqu'à ce que vous sentiez une tension dans le ventre.
- Au bout de 10 à 30 secondes, reposez lentement le bassin.

Variante 1 :
Soulevez le bassin et faites-le pivoter, une fois à droite, puis une fois à gauche.

Variante 2 :

- Placez la Théra-Band autour des plantes de pied et tirez-en les extrémités derrière votre tête.
- Décollez le bassin, de telle sorte qu'une tension du muscle abdominal se fasse sentir. Continuez à respirer calmement.
- Reposez ensuite lentement le bassin.

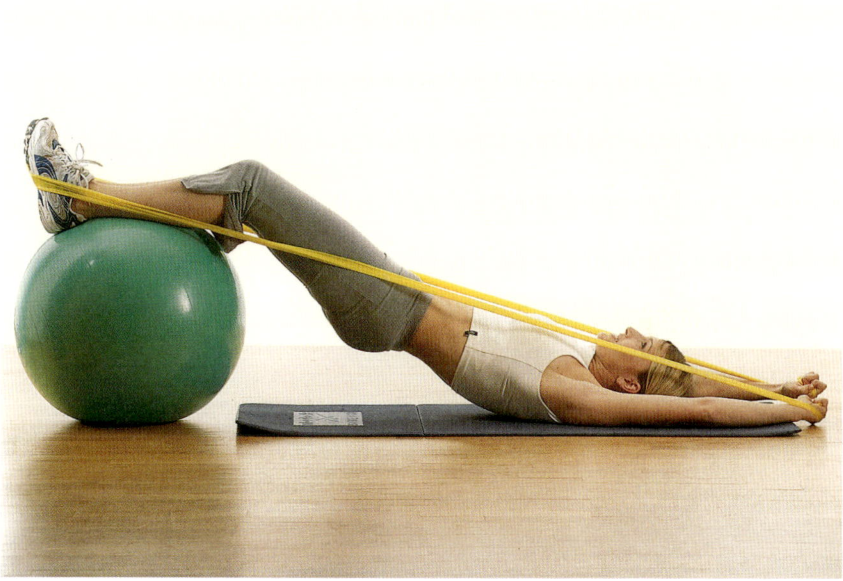

Programme d'exercices 7 : Avec des haltères (et éventuellement le ballon Pezzi)

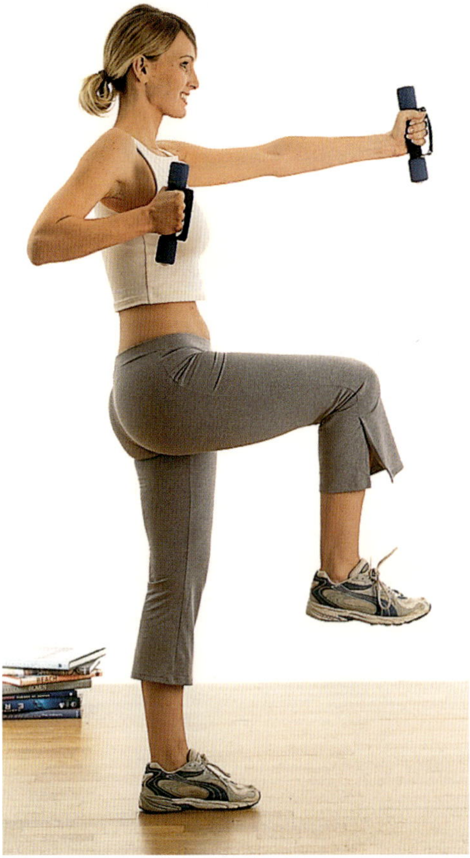

Les haltères représentant toujours un poids supplémentaire, elles se prêtent particulièrement bien aux exercices d'affermissement.
Pour tous les exercices avec haltères, il est également possible d'utiliser de grosses poches d'eau, si vous ne possédez pas d'haltères.

Il existe des haltères légères avec des poids d'1, de 2, ou de 3 kilos. Il est très intéressant de pouvoir changer les disques de poids. Préférez si possible les haltères possédant une sorte de poignée dans laquelle on peut passer la main ou l'avant du pied.

1er exercice

Stimulation vasculaire ; affermissement des bras et des jambes.

- Prenez une haltère dans chaque main.
- Levez-vous et soulevez alternativement une haltère vers l'avant ou le haut.

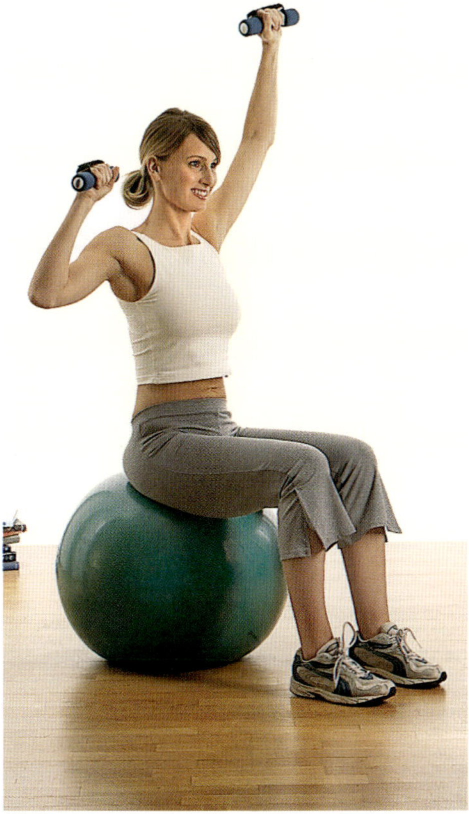

2e exercice

Stimulation du métabolisme et affermissement des bras.

- Asseyez-vous sur le ballon Pezzi en veillant à garder le dos bien droit. Les genoux sont ouverts d'une largeur de hanches et les pieds posés bien à plat par terre.
- Prenez une haltère dans chaque bras et pliez les deux coudes à angle droit, un peu en dessous des épaules.
- Levez alternativement le bras droit et le bras gauche vers le haut. Les paumes de main pointent vers le haut.

Variante :

Étirez, puis repliez le bras droit vers le haut et à droite, et le bras gauche vers le haut et à gauche.

N'étirez jamais entièrement l'articulation du coude lors des exercices.

3e exercice

Affermissement des triceps.

- Asseyez-vous sur une chaise (de bureau) au dossier bas (ou sur un ballon Pezzi) et fléchissez votre dos droit (!) vers l'avant.
- Posez le coude droit sur le genou droit en tenant dans la main une haltère.
- Fléchissez ensuite le coude, puis étirez-le en un mouvement coulant. Répétez le mouvement 15 à 20 fois et changez de côté.

Vous pouvez également vous asseoir en sens inverse sur une chaise au dossier bas et faire reposer le haut du bras sur le dossier. Le haut du corps peut également s'appuyer contre le dossier.

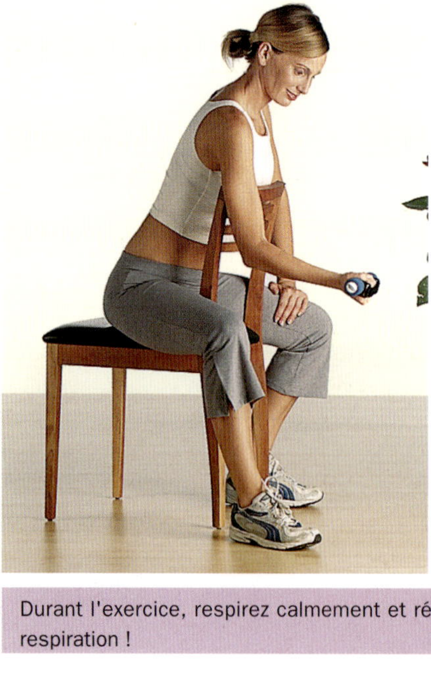

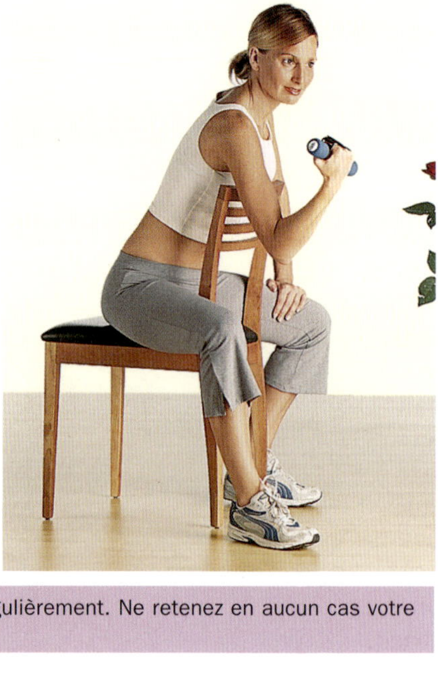

Durant l'exercice, respirez calmement et régulièrement. Ne retenez en aucun cas votre respiration !

4e exercice

Affermissement des muscles des jambes, des fesses et des bras.

- Placez-vous à une trentaine de centimètres d'une chaise ou d'un ballon Pezzi. Tenez une haltère dans chaque main et posez le tibia en arrière sur le siège de la chaise ou le ballon Pezzi.
- Fléchissez les deux coudes un peu en dessous de la hauteur des épaules.
- Fléchissez maintenant le genou gauche, le haut du corps restant droit. Le genou gauche cache le pied gauche.
- Tirez en même temps le tibia droit vers le bas, contre le siège de la chaise ou le ballon, et étirez également les deux bras verticalement vers le haut. Lorsque vous étirez la jambe, fléchissez de nouveau les coudes.
- Alternez calmement le mouvement 6 à 10 fois, puis changez de côté.

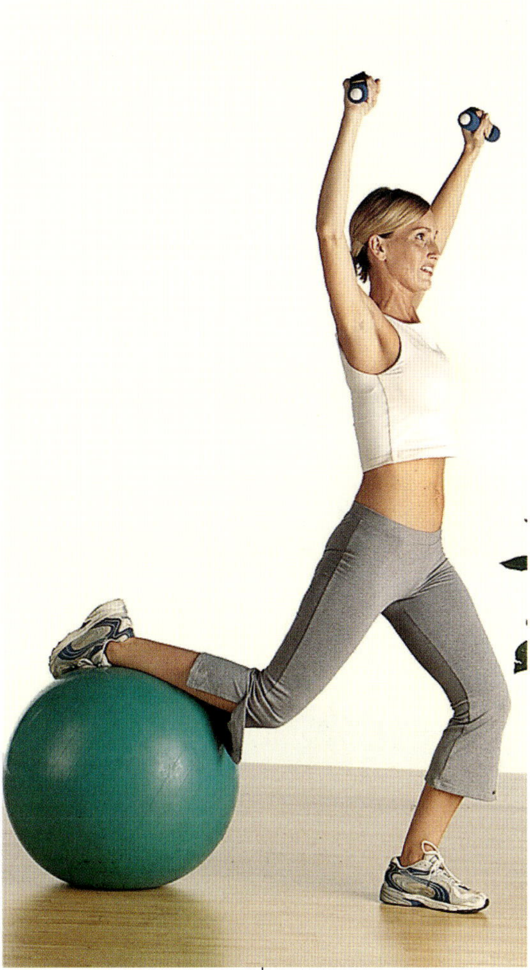

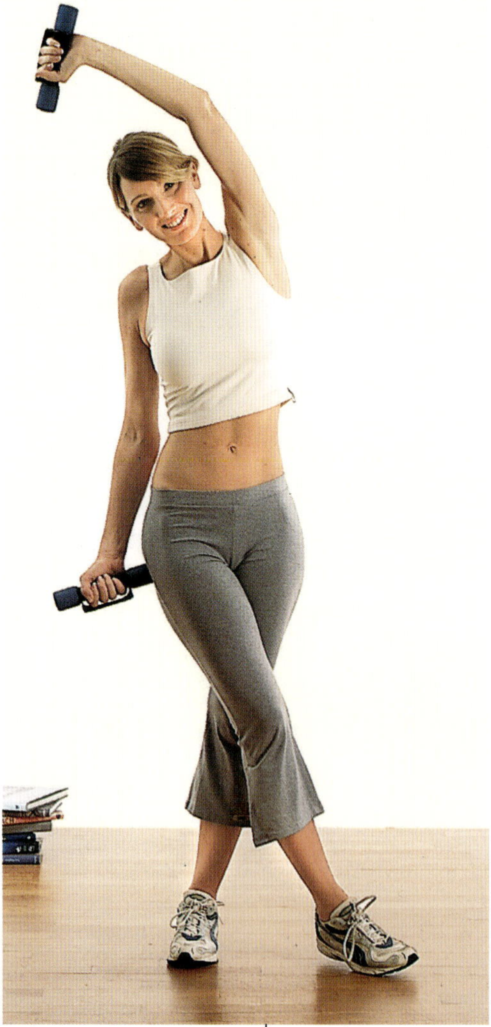

5e exercice

Étirement des muscles des bras, du tronc et des transverses du ventre.

- Prenez une haltère dans chaque main et écartez légèrement les jambes. Vous pouvez également vous asseoir sur le tiers avant d'une chaise.
- Laissez d'abord vos deux bras prendre vers le bas. Ensuite, étirez le bras gauche vers le haut et fléchissez le haut du corps du côté droit, le bras tendu étant tiré en diagonale vers le haut, dans le prolongement du tronc.
- Poussez la première haltère loin de vous, tandis que vous poussez la seconde avec la main droite vers le bas, en direction du sol.
- Conservez cette position d'étirement durant 10 à 30 secondes, puis reprenez votre position de départ.
- Procédez ensuite de la même manière pour l'autre côté.

Variante :

Croisez la jambe droite devant la jambe gauche, tout en poussant le bras gauche vers le haut et la droite.

6e exercice

Affermissement des muscles du haut des bras et des fesses.

- Prenez une haltère dans chaque main, et allongez le haut et le milieu du dos sur un ballon Pezzi.

Les pieds sont bien à plat par terre, les genoux fléchis.

- Soulevez ensuite les deux coudes aussi loin que possible, de telle sorte que le haut des bras se trouve à la hauteur des épaules.
- Élancez alors alternativement le bras droit et le bras gauche en diagonale vers l'avant.

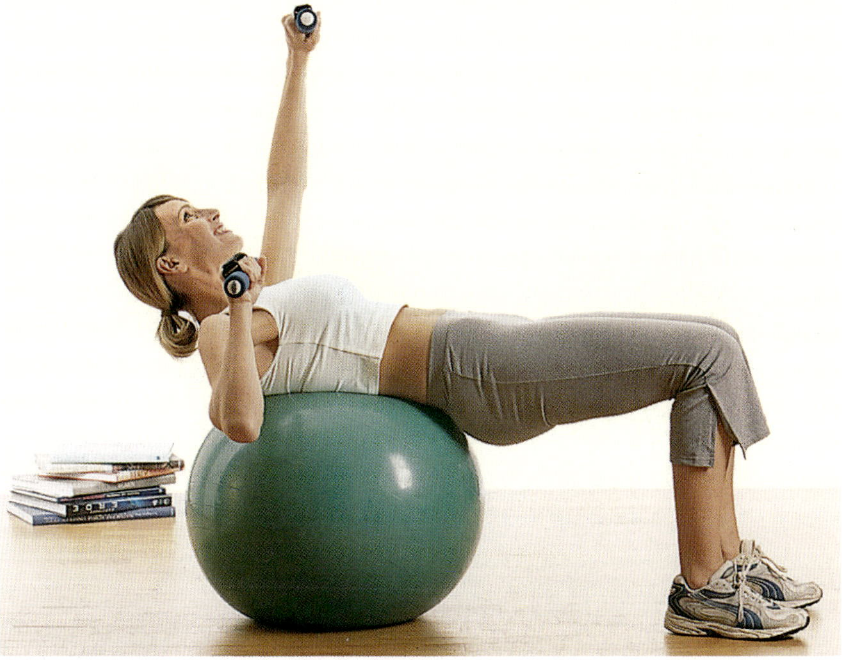

À chaque fois que vous poussez le bras vers le haut, le muscle abdominal se contracte. Expirez au moment de la contraction, donc lorsque vous poussez le bras vers le haut.

Variante :

- Étirez les deux bras en diagonale et vers le haut. Ensuite, en partant des épaules, poussez un bras et l'haltère aussi loin que possible vers l'avant.
- Changez de bras et reprenez le mouvement.

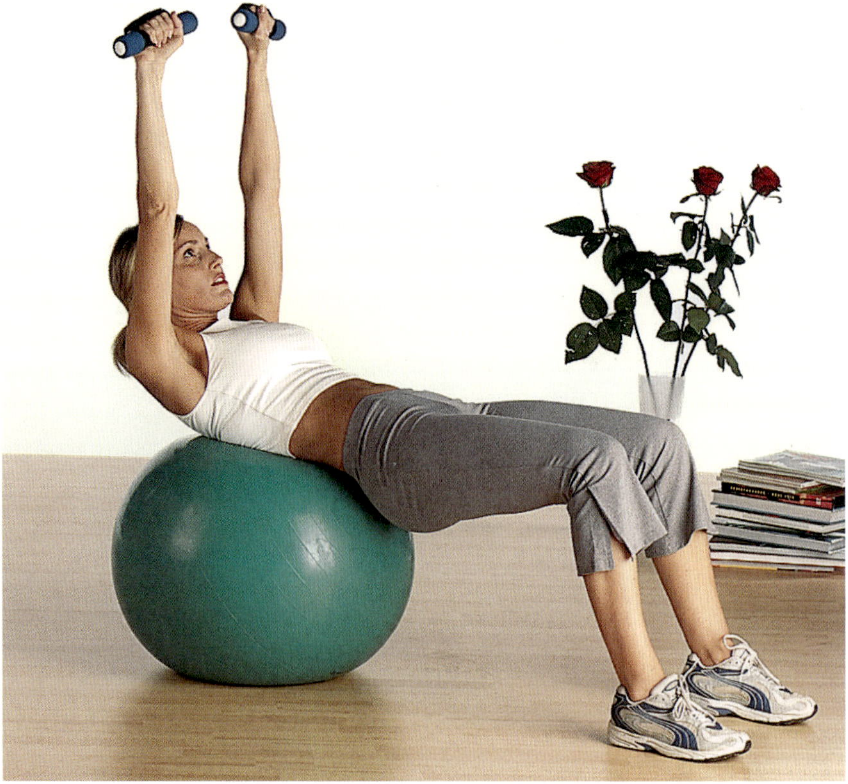

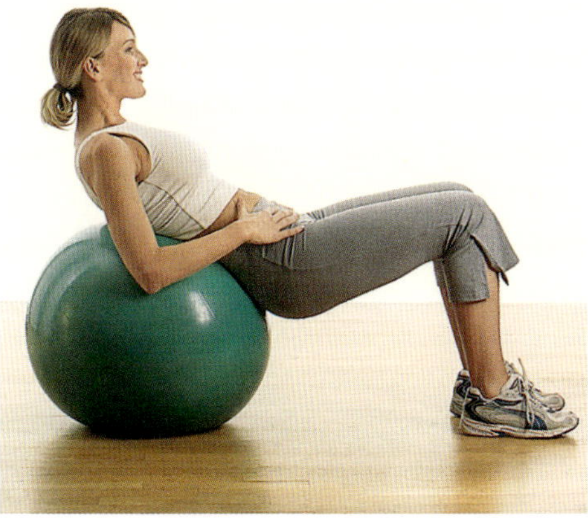

Cet exercice détend surtout après le dernier exercice d'affermissement du muscle abdominal. Pour que le ballon tienne mieux, vous pouvez le rouler devant un mur.

7e exercice

Relaxation : étirement des muscles du ventre et de la poitrine

- Asseyez-vous sur le ballon et roulez vers le bas avec les fesses, de telle sorte que les vertèbres lombaires et thoraciques soient soutenues par le ballon.
- Placez les avant-bras sur les côtés du ballon afin de le stabiliser.
- Continuez maintenant à rouler avec le dos encore un peu au-dessus du ballon, si vous trouvez cela agréable, en étirant en outre les bras vers l'arrière. Cet exercice permet un étirement particulier de la poitrine et du ventre.
- Maintenez cet étirement durant 10 à 30 secondes en respirant calmement.

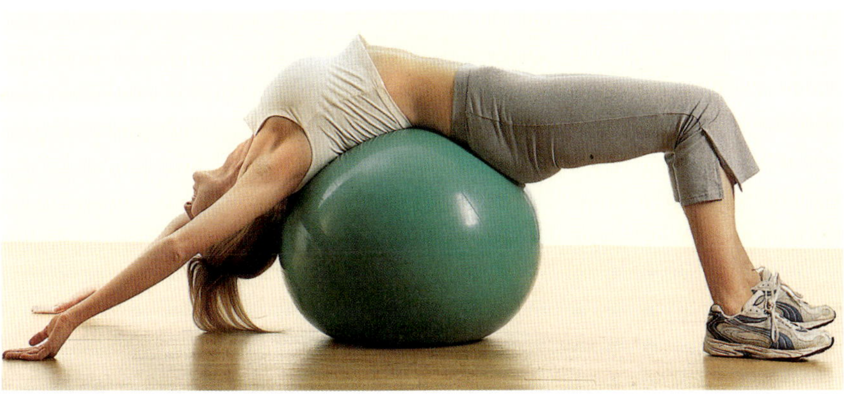

Programme d'exercices 8 : Avec le gros ballon de gymnastique

Le gros ballon de gymnastique est particulièrement bien adapté aux exercices d'affermissement et naturellement aux exercices de massage. Il se prête tout à fait aux exercices anticellulite, sa surface à picots stimulant extrêmement bien l'irrigation sanguine de la peau et du tissu conjonctif, ce qui encouragera les cellules adipeuses à se vider de leur graisse. Si vous faites rouler le ballon sur vos zones à problème ou mieux encore si vous vous asseyez dessus et que vous roulez dessus avec tout le poids de votre corps, vous stimulez par là même l'irrigation sanguine de ces zones, favorisez l'élimination de la graisse et stimulez les zones réflexes.

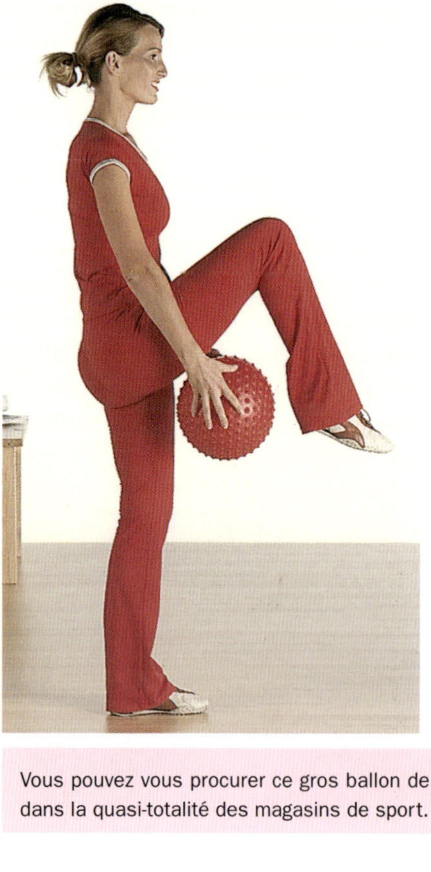

Vous pouvez également utiliser ce gros ballon à picots pour certains exercices de massage ou destinés à favoriser l'irrigation sanguine. Il est à la fois utile entre les leçons des autres programmes d'exercices et, tout simplement, au quotidien.
Utilisez-le pour les parties du corps de votre choix, et plus particulièrement pour lutter contre la fameuse "culotte de cheval".

1er exercice

Stimulation vasculaire et affermissement des muscles des jambes et du ventre.

- Levez-vous et tendez alternativement le genou droit et le genou gauche loin vers le haut.
- Faites passer le ballon sous le genou levé. Pendant l'exercice, veillez à garder le dos bien droit et à faire varier la vitesse.

Vous pouvez vous procurer ce gros ballon de gymnastique à picots (28 cm de diamètre) dans la quasi-totalité des magasins de sport.

Variante 1 :
À chaque fois que vous levez un genou, montez sur la pointe des pieds avec l'autre jambe. Il s'agit d'un exercice difficile.

Variante 2 :
Passez d'abord le ballon au-dessus de votre tête dans l'autre main, puis tirez le genou du même côté vers le haut et faites-le passer en bas, puis de nouveau au-dessus de la tête et en dessous de l'autre genou.

2e exercice

Affermissement et massage de l'intérieur des cuisses ; bon contre la culotte de cheval.

- Tenez-vous bien droit derrière une chaise avec dossier, de manière à pouvoir vous appuyer sur le dossier avec une main.
- Serrez ensuite le ballon fermement entre vos cuisses.
- Serrez les jambes et amenez d'abord la jambe droite 20 à 30 fois vers l'arrière. Reposez-vous ensuite un moment, puis exécutez l'exercice avec l'autre jambe.

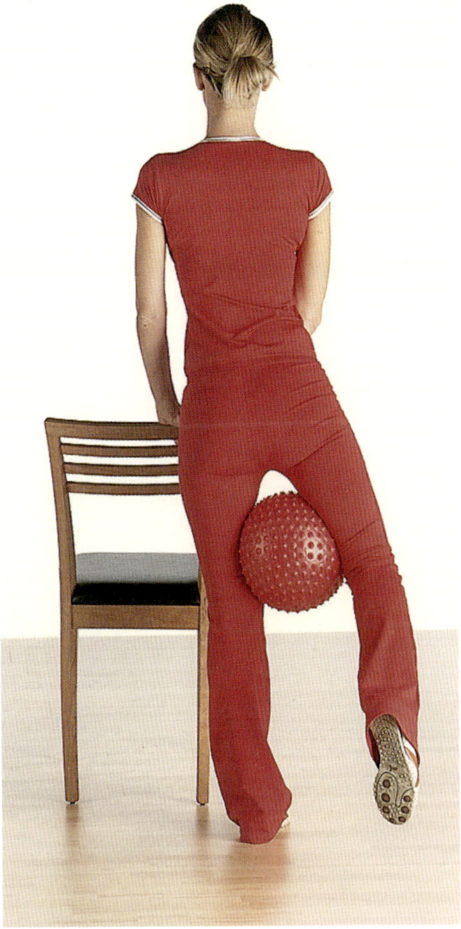

Cet exercice permet, non seulement d'affermir les muscles et le tissu conjonctif dans les zones visées, mais aussi de les masser. Pendant le temps de repos, vous pouvez sentir un fort picotement. Très intéressant pour lutter contre la "culotte de cheval".

3e exercice

Affermissement des muscles des cuisses et massage des reins et des hanches.

- Tenez-vous debout, le dos à 30-50 cm d'un mur, et posez le ballon à picots entre le mur et le bas du dos (zone du sacrum et du coccyx).
- Fléchissez le genou aussi loin que possible, de telle sorte que la cuisse et la jambe forment un angle droit.

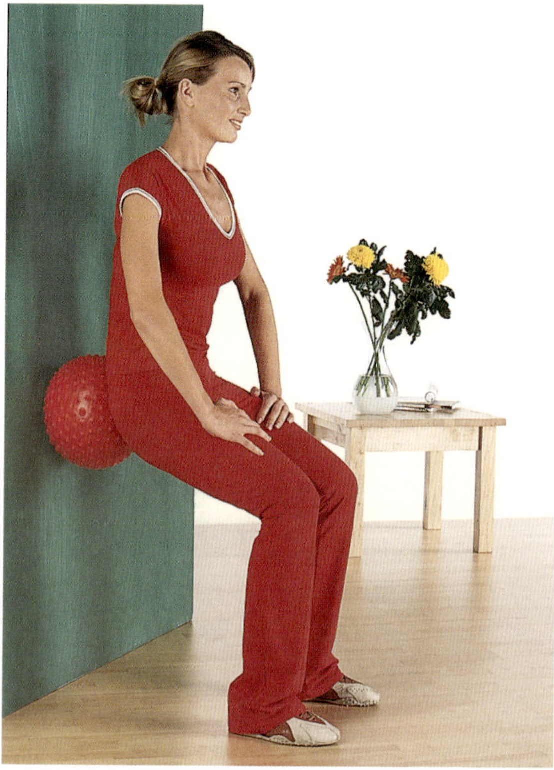

- Fléchissez, puis tendez le genou en un mouvement coulant, tout en faisant rouler le ballon à picots avec le dos vers le haut et le bas.

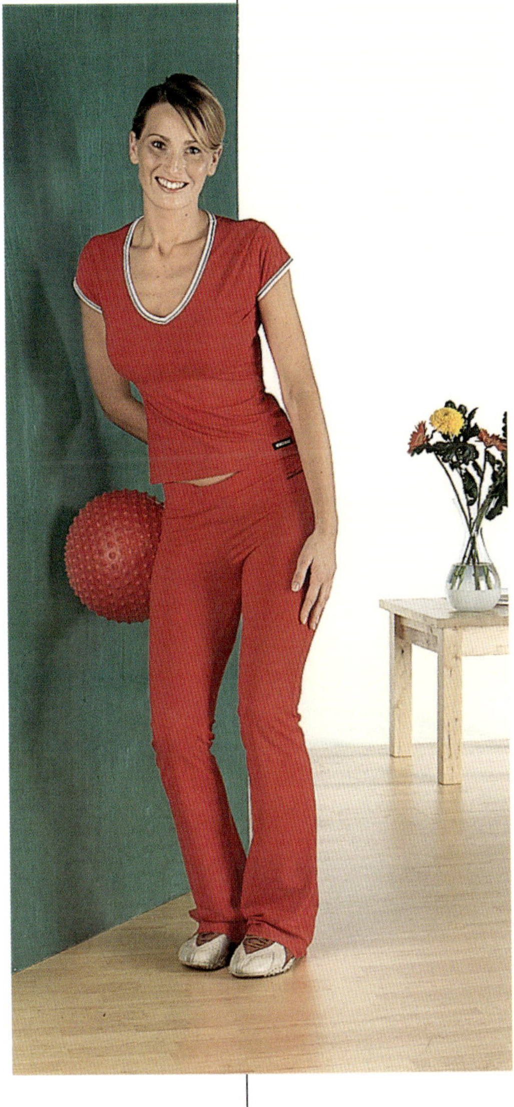

Variante 1 :
Cet exercice est également intéressant pour la zone des fesses. Position de départ identique à ci-dessus, le ballon étant maintenant placé à hauteur des fesses. Faites ensuite rouler le ballon vers la droite et la gauche avec les fesses.

Cette variante permet d'éliminer les coussinets adipeux sur les fesses.

Variante 2 :
Mettez-vous cette fois-ci de côté par rapport au mur et placez le ballon entre la hanche et le mur. Les genoux sont de nouveau fléchis. Faites maintenant rouler le ballon avec la hanche. Changez ensuite de côté.

Cette variante est intéressante pour la zone des hanches.

4e exercice

Massage et affermissement des hanches et des fesses.

- Commencez par la partie massage relaxant de cet exercice : asseyez-vous sur le gros ballon à picots, les jambes placées en avant et les mains en appui derrière le haut du corps. Le bout des doigts pointe vers l'avant.
- Roulez d'abord avec les fesses sur le ballon : vers l'avant et l'arrière, et également sur le côté. Laissez ensuite le bassin exécuter des mouvements circulaires avec le ballon, alternativement vers la droite et la gauche.
- Décollez plusieurs fois le bassin, puis descendez-le de nouveau, juste au-dessus du ballon.
- Roulez ensuite de nouveau calmement avec le bassin sur le ballon.
- Déplacez ensuite le ballon en dessous du bassin, posez-le sur le dos et levez les jambes.
- Concentrez-vous sur les sensations de votre bassin.

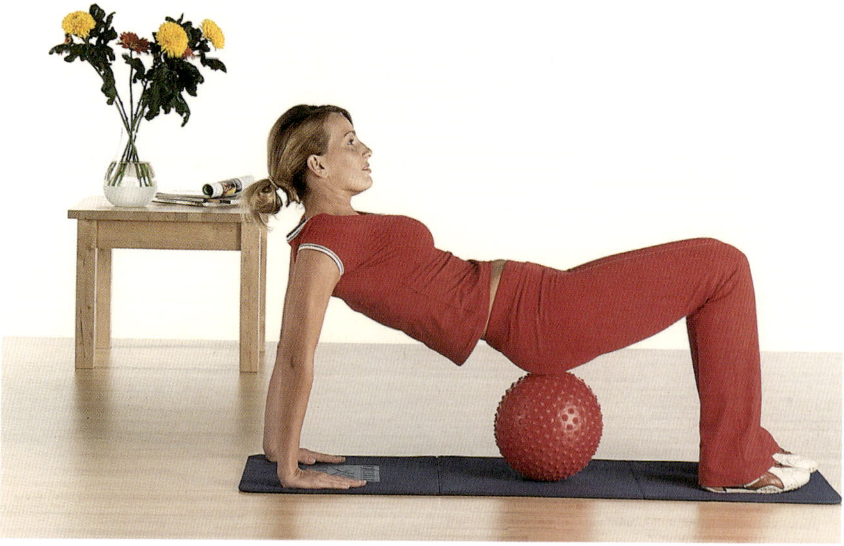

L'exercice est encore plus efficace si vous étirez également une jambe vers l'avant.

5e exercice

Affermissement des muscles des jambes et des fesses.

- Allongez-vous sur le côté droit et posez la tête sur le bras de manière à former un angle droit avec le sol.
- Placez votre autre bras en appui devant le corps.
- Posez le ballon entre les deux pieds et tendez les jambes, de telle sorte qu'elles se trouvent dans le prolongement du corps.
- Serrez ensuite fortement le ballon avec les deux pieds et décollez les jambes du sol. Maintenez l'étirement durant quelques secondes, puis reposez les jambes.

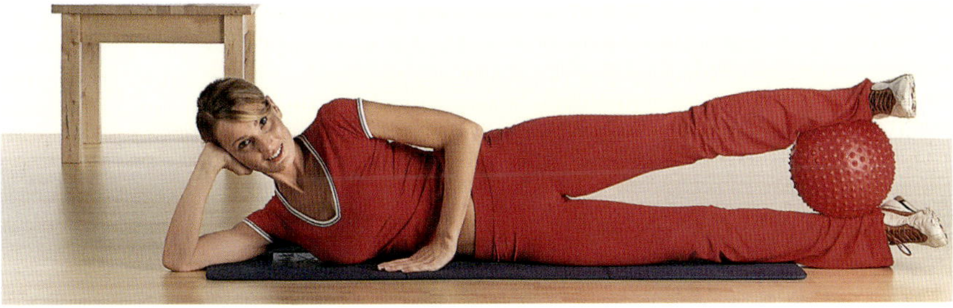

Variante 1 :

Faites basculer les deux jambes vers le haut et le bas avec le ballon. L'exercice est encore plus difficile si vous levez le bras en l'air. Ensuite, changez de côté.

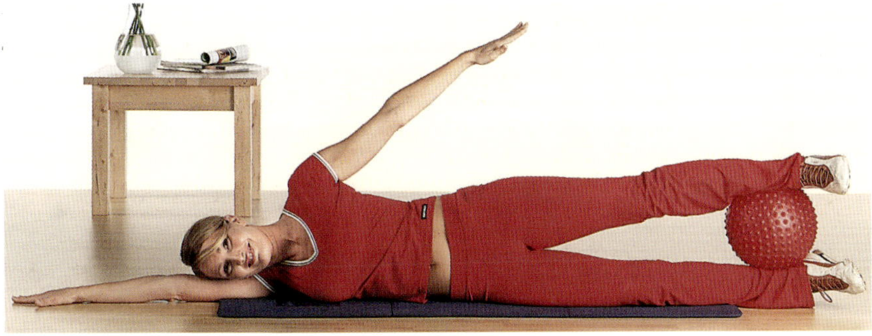

Vous pouvez aussi tendre le bras au sol et y poser votre tête.

6e exercice

Massage anticellulite des hanches (et exercice d'affermissement).

- Allongez-vous sur le côté droit et tirez un peu le genou vers vous. Les genoux reposent l'un sur l'autre, les pieds l'un devant l'autre.
- Prenez appui sur l'avant-bras droit et devant la poitrine avec la main gauche.
- Soulevez le bassin du sol et placez le ballon à picots en dessous. Roulez ensuite d'avant en arrière sur le ballon avec le côté du bassin.
- Ensuite, soulevez le bassin au-dessus du ballon et maintenez cette position d'affermissement durant au moins 6 à 10 secondes. La main gauche est appuyée sur la hanche.
- Reposez ensuite de nouveau le bassin sur le ballon et faites le rouler d'un côté et de l'autre.
- Changez aussi de côté et commencez un va-et-vient relaxant.

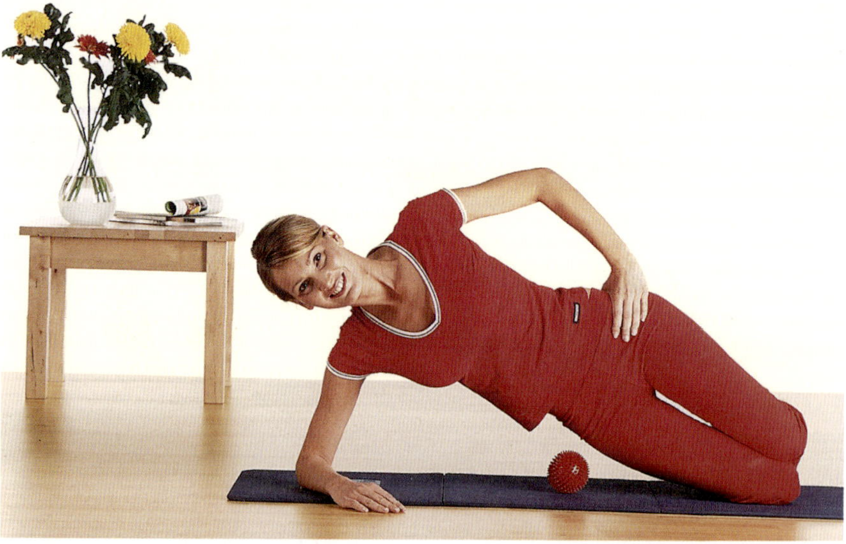

Ce massage et l'exercice d'affermissement suivant se combinent très efficacement pour lutter contre les coussinets adipeux.

7e exercice

Massage et affermissement du muscle fessier.

- Allongez-vous sur le dos, levez les deux jambes et posez les bras près du corps.
- Décollez ensuite le bassin et poussez le ballon sous les fesses.
- Exercez quelques mouvements de va-et-vient avec les fesses au-dessus du ballon.
- Étirez alternativement la jambe droite et la jambe gauche vers l'avant, sans que la jambe en question ne repose sur le sol, et tirez les pointes de pied vers le haut.
- Roulez ensuite de nouveau avec les fesses sur le ballon.

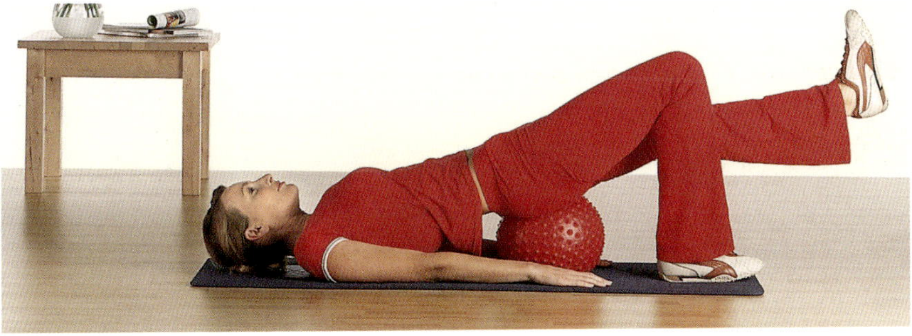

Variante 1 :
Même position de départ que ci-dessus. Étirez maintenant alternativement une jambe vers le haut en direction du plafond.

Variante 2 :
Même position de départ que ci-dessus. Tirez maintenant alternativement le genou droit et le genou gauche vers le ventre, puis roulez de nouveau avec les fesses sur le ballon.

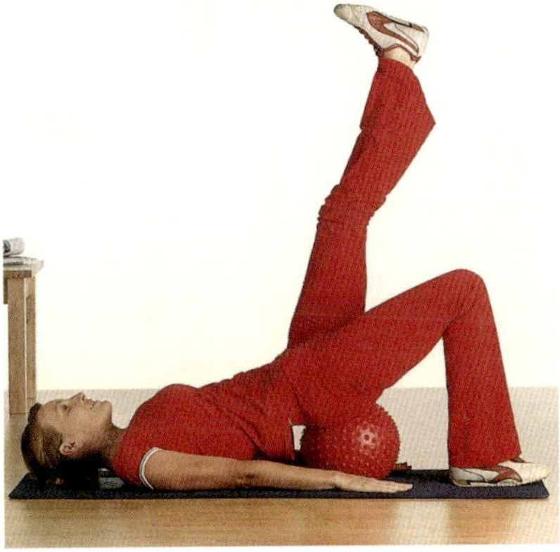

Les titres disponibles chez Alpen Éditions :

- Alcool, vin et santé
- Arrêter de fumer… c'est possible
- Arthrose rhumatismes arthrite
- Asthme sous contrôle
- Astro plantes
- Attendre et nourrir mon enfant
- Bien vivre après un infarctus
- Ces aliments qui guérissent
- Ces épices qui nous guérissent
- C'est la thyroïde docteur ?
- Contrôlez votre acidité : L'équilibre acido-basique
- Cuisson et santé
- Découvrez les Index Glycémiques
- Dites non au cholestérol
- Docteur, c'est la prostate ?
- Docteur, j'ai un psoriasis
- Docteur, je ronfle...
- Drépanocytose et thalassémies
- En pleine forme grâce au ginseng
- Énergie et médecine chinoise
- Fatigue chronique, fibromyalgie
- Fini les jambes lourdes
- Garder la forme après 40 ans
- H5N1 la grippe aviaire
- Je nourris mon enfant
- l'antidépresseur naturel : le millepertuis
- La chirurgie esthétique
- La diététique du diabète
- La naturopathie
- La nouvelle ménopause
- La nouvelle minceur
- La numérologie pratique
- La santé bucco-dentaire
- La vérité sur les vaccins
- Le bien être par la relaxation
- Le chocolat, du plaisir à la santé
- Le guide de phytothérapie
- Le guide pratique des vitamines
- Le mal de dos, c'est fini
- Le monde des jeux vidéo
- Le pouvoir des oméga-3
- Le précis des oligoéléments
- Le précis de l'homéopathie
- Le régime anti-cholestérol
- Le régime hyperprotéiné
- Le sel, attention danger !
- Le sommeil retrouvé
- Le syndrome XXL
- Les 120 plantes médicinales
- Les aliments qui guérissent : fruits, légumes, épices
- Les bienfaits de la mer
- Les bobos de vos enfants
- Les bons sucres pour maigrir
- Les compléments alimentaires
- Les cosmétiques Bio
- Les médicaments de demain
- Les migraines c'est fini
- Les miracles du soja
- Les nouvelles plantes qui soignent
- Les plantes du bonheur
- Les remèdes de la ruche
- Les secrets de santé des antioxydants
- Les secrets de santé du thé
- Les vertus des fleurs de Bach
- L'hypertension artérielle
- L' olivier, trésor de santé
- L'ostéoporose
- Maigrir après 40 ans
- Maigrir à l'aide des compléments alimentaires
- Maigrir avec la diététique chinoise
- Maigrir selon vos hormones
- Mémoire totale
- Montignac : recettes desserts minceur
- Montignac : recettes entrées minceur
- Montignac : recettes poissons minceur
- Montignac : recettes viandes minceur
- Plus jamais fatigué !
- Plus mal au ventre
- Prévenir Alzheimer
- Programme anti-âge
- Programme Detox
- Programme jeunesse
- Relations amoureuses et sexualité
- Retrouvez votre souplesse
- Rester jeune après 60 ans
- Revivre après une séparation
- Rhumatismes : votre ordonnance naturelle
- Soigner et préserver ses cheveux
- Stress contrôle
- Une grossesse heureuse
- Une peau zéro défaut
- Vaincre l'allergie
- Vaincre enfin la cellulite
- Victoire sur l'arthrose
- Vivre avec un enfant hyperactif
- Votre santé par les huiles essentielles
- Votre santé par les plantes